PAZIENTI ILLUSTRISSIMI…

PAZIENTI ILLUSTRISSIMI...

Roma - 00161 - Via Udine, 32/40 - Tel. 06/44231116 - Fax 06/44231327
Milano - 20145 - Via Guido d'Arezzo, 8 - Tel. e Fax 02/48017166

Edizione speciale fuori commercio per la MERCK SHARP & DOHME (Italia) S.p.A.

ISBN 88-7287-082-8

9 788872 870822

ADEI 10000000669

L. STERPELLONE

PAZIENTI ILLUSTRISSIMI...

Antonio Delfino Editore

Presentazione

Chissà, forse sentiremmo ancora dalle labbra di Elvis Presley le dolci note di Love me tender se... Nelle gallerie sarebbero esposti tanti altri quadri di Monet e di Renoir se... E Proust avrebbe scritto ancora chissà quante opere, e il Che Guevara sarebbe un rispettato uomo politico...

Ma la storia – lo sanno tutti – non si fa con i "se". La realtà, perciò, è stata ben altra. Presley se n'è andato a quarantadue anni imbottito dalla droga, Monet e Renoir hanno avuto seri problemi con le articolazioni e con gli occhi, Proust ha ceduto all'asma e il Che – che pure aveva intrapreso la più facile strada della politica parlata – ha preferito imbracciare di nuovo il mitra.

Così ancora una volta le malattie appaiono influenzare profondamente il destino di tutti gli esseri umani: e quando non si tratta di persone comuni ma di gente in vista, la ricaduta sugli altri e sugli eventi è inevitabile.

Continuando la serie di questi "Pazienti illustrissimi", ne ho preso in considerazione altri tra i più rappresentativi, senza badare all'epoca e alla qualifica professionale: donne d'azione, pittori, scrittori, re, musicisti, guerriglieri. Una disamina piuttosto accurata dei rapporti tra malattia (o problemi vari di salute) e i suoi riflessi sull'attività specifica di questi personaggi.

Ancora una volta l'attenzione verso aspetti non solo tecnici ma anche culturali della Medicina – ormai tradizionale da parte della MSD Italia – ha consentito di offrire ai medici, con questo nuovo libro, ulteriore materiale di approfondimento e di riflessione sugli indissolubili legami esistenti tra corpo e psiche nel mantenimento della salute, e sulle loro influenze nei riguardi dei comportamenti umani.

L. STERPELLONE

Peter Iljic Ciaikowsky

PIÙ DELLA MUSICA POTÉ IL COLERA

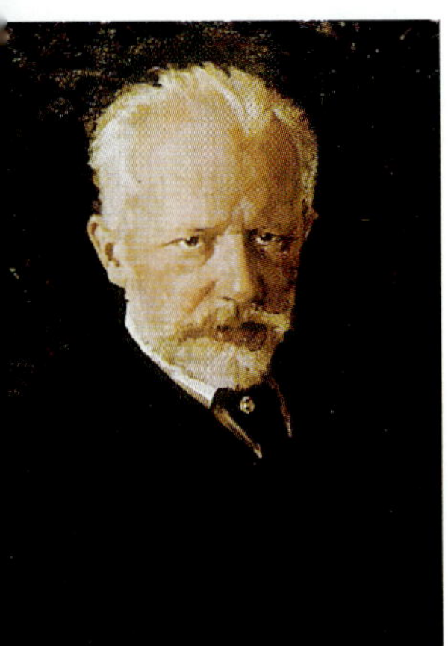

nto di H.M. Kune (1883)

Quando ricevette la lettera, e poi la piccola scatola, il musicista impallidì. Ormai non aveva più scampo: la lettera gli comunicava che un giurì segreto d'onore l'aveva condannato "al suicidio"; nella scatolina c'era un veleno.

Era il 31 ottobre del 1893, e a Peter Iljic Ciaikowsky non restava altro che ubbidire, per sottrarsi ad uno scandalo insostenibile: per gli omosessuali il codice zarista prevedeva pene severe, che andavano dall'esilio in Siberia all'interdizione dai pubblici uffici, e lui aveva insidiato un ragazzino quattordicenne, nipote del barone Steinbock-Fermor, il quale ultimo minacciava di presentare ricorso allo zar.

Così il musicista prese il veleno, ma morì soltanto dopo quattro giorni tra atroci sofferenze, invano trattato dai medici troppo tardivamente chiamati al suo capezzale ... Gli amici si affrettarono a comunicare ai giornali che Ciaikowsky era morto di colera.

Questa rocambolesca versione del suicidio molti studiosi l'hanno definita "demenziale", pur senza rinnegare le note tendenze del musicista: aveva cominciato ancora adolescente con un caro amichetto, Alexei Aputkin (che sarebbe poi divenuto un poeta famoso), per poi subire il fascino di un cantante italiano cinquantenne, un certo Piccioli, il quale dissimulava la sua calvizie sotto una folta parrucca.

Spesso le malattie si nascondono tra le frange di un carattere. Aspetti apparentemente futili della personalità, fuggenti stranezze, inconsueti atteggiamenti, prendono poi con gli anni sempre più corpo, sino a manifestarsi come sintomi "somatici" veri e propri. Già nella prima giovinezza Ciaikowsky possedeva una sensibilità esasperata, una personalità femminina; era continuamente insicuro di sé, indeciso su ogni cosa, sempre con la sensazione di qualche predestinazione ...

> *Come una farfalla io corro verso il fuoco e mi brucio le ali; allora mi assale il desiderio profondo di nascondermi per sempre, di farmi credere morto affinché gli uomini si dimentichino di me ... Ma poi sono spinto irresistibilmente a creare ... In questo contrasto tra l'aspirazione alla gloria e il terrore per le sue conseguenze, c'è qualcosa di tragico ...*

Ciaikowsky era nato il 7 maggio 1840. Suo padre era ispettore delle miniere nella cittadina di Wotkinsk, nel distretto di Wjatka, negli Urali.

La sua passione e versatilità per la musica erano già molto spiccate quando a 8 anni cominciò a studiare pianoforte. Ma proprio in quell'anno si ammalò di morbillo, che gli lasciò una certa instabilità nervosa e qualche difficoltà di apprendimento.

"È diventato pigro, non impara, mi fa inquietare sino alle lacrime", si lamentò l'insegnante di musica che si recava a casa.

Il piccolo musicista ebbe anche degli attacchi nervosi, che i medici ascrissero ad un "affezione del midollo spinale", forse una complicazione del morbillo, prescrivendo un lungo periodo di riposo (ma nulla giustifica l'espressione di interessamento del midollo spinale: nessun segno neurologico di un tale coinvolgimento venne evidenziato nel bambino. All'infezione può esser quindi ascritta la sola astenia).

Pensare ad un Ciaikowsky impiegato al Ministero di Giustizia può apparire un po' strano. Eppure, presa la laurea in giurisprudenza a Pietroburgo, egli dovette impiegarsi nello Stato non essendo il padre più in condizione di pagargli le lezioni di musica, pur convinto - come del resto lo erano i maestri - dell'eccezionale talento del figlio, tanto che qualche tempo dopo fu lui stesso a convincerlo a lasciar perdere lo stipendio sicuro per dedicarsi anima e corpo alla musica.

Il giovane entrò così al Conservatorio di Pietroburgo per studiare composizione e direzione d'orchestra.

Ma la sua instabilità nervosa era in agguato. Non appena prendeva in mano la bacchetta veniva colto da strane crisi: gli sembrava di innalzarsi enormemente al di sopra degli orchestrali e che la testa gli si dovesse improvvisamente staccare dal corpo e precipitare nella fossa. Allora si teneva il mento nella mano sinistra, e con la destra riprendeva a dirigere.

Divenuto "libero artista" accettò, per guadagnare un po', il posto di insegnante di teoria musicale al nuovo Conservatorio di Mosca. Ma vi si recò di malavoglia ("Sto sempre male. Una volta mi duole un braccio, un'altra il piede, e tossisco continuamente").

Questi disturbi continuarono durante il periodo dell'insegnamento; e i soli 50 rubli mensili che gli consentivano appena di sopravvivere come un bohemienne non attenuavano certo la sua tensione. A 26 anni così scriveva al fratello:

> *Negli ultimi tempi vado molto male; i miei disturbi apoplettici sono riemersi con maggiore intensità. Già so, la notte prima, se ne soffrirò o meno. Se sento che arriveranno, non tento nemmeno di addormentarmi. Tutto ciò in quanto: 1) la mia 1ª Sinfonia non vuole assolutamente riuscire; 2) sono molto impressionabile e anche un piccolo scherzo mi spaventa; 3) non riesco a togliermi dalla mente che morirò presto e che lascerò incompiuta la mia sinfonia. Da ieri ho deciso di non bere più liquori, vino o thè forte. Odio l'umanità e vorrei ritirarmi a vivere in un deserto.*

Ciaikowsky usa impropriamente l'espressione "disturbi apoplettici" per indicare una sensazione di martellamento alla testa, che aumenta di intensità al momento di addormentarsi.

Qualche mese dopo aggiunge:

> *Soffro molto, specie di notte; sono nervoso, torturato da un senso di angoscia e paura di morte. Il medico mi ha consigliato di lavorare di meno, altrimenti andrò in manicomio.*

Primavera 1865, il colpo di fulmine: Ciaikowsky, che aveva sempre mostrato un comportamento piuttosto distaccato verso le donne, si infatua della cantante belga Désirée Artôt ch'era giunta al Bolšoj di Mosca. E scrive al padre che presto la sposerà.

Ma pochi giorni dopo ci ha già ripensato ("Nessuno dei due vuole sacrificare la professione alla famiglia").

È il tran-tran della quotidianità che soprattutto lo sgomenta ("Il Conservatorio mi annoia sino al vomito"). I medici gli consigliano una cura delle acque, che determina qualche modesto miglioramento.

Tra il 1867 e il '69 realizza l'opera *Voivoda,* che tuttavia riscuote sulle prime scarso successo, tanto che deluso straccia l'intera partitura salvando solo qualche brano.

Altra svolta. Ciaikowsky diviene giornalista: il giornale moscovita *Notizie russe* lo assume come critico musicale. Tra il 1871 e il '76 scriverà numerose recensioni (ne restano circa 600), preziose testimonianze degli eventi musicali dell'epoca.

Ciaikowsky supera nel '73 una difterite, che non lascia però conseguenze; ma le sue condizioni generali peggiorano progressivamente: dolori gastrici, tristezza, malinconia, sensazione di morte vicina, il tutto aggravato da una penuria cronica di denaro, dai vari insuccessi, dalle frustrazioni con gli amici.

Il lavoro, ovviamente, ne soffre:

> *Per giorni sto seduto in camera, e mi scervello su un tema fumando come un turco: ma il lavoro non vuole andare avanti.*

Ciaikowsky riuscì tuttavia a portare a termine il *Primo concerto per pianoforte in si bemolle maggiore,* per il quale utilizzò alcune canzoni popolari ucraine. Lo fece ascoltare, ansioso del parere, al suo vecchio maestro. Ma questi, senza nemmeno arrivare alla fine, disse senza tanti complimenti che era "un plagio".

Fortuna volle che il direttore d'orchestra tedesco H. von Bülow trovasse il concerto magnifico, portandolo l'anno dopo a Boston, dove raccolse un caloroso successo.

Seguì il famoso balletto *Il lago dei cigni* (1876), che però raccolse inizialmente critiche poco lusinghiere ("Ci sono temi validi, ma in complesso la musica è piuttosto monotona e noiosa").

Intanto le condizioni di salute del compositore continuavano a peggiorare, e i medici insistettero ancora con la cura delle acque.

Ma questa volta, invece di farlo star meglio, le acque gli procurarono una violenta gastroenterite accompagnata da violente coliche. E la gastrite peggiorò.

Questa gastrite ("catarrale" come la definì il fratello) l'affliggeva sin dagli anni '60.

Inizialmente un medico gli aveva prescritto mezzo cucchiaino di bicarbonato di soda in mezzo bicchiere d'acqua. Ma il musicista, fraintendendo, aveva preso mezzo bicchiere di bicarbonato di soda con mezzo bicchiere d'acqua ... La cosa risultò molto sgradevole; ma nel tempo Ciaikowsky si abituò talmente al bicarbonato da trovarlo addirittura gradevole.

È probabile che questa gastrite (o forse quest'ulcera) si sia instaurata sulla base di fattori psicosomatici e di stress; a parte il temperamento nevrotico e instabile del musicista (alcuni neurologi l'hanno definito "schizoide"), le continue frustrazioni derivategli dagli insuccessi dei primi tempi possono senz'altro aver contribuito a questo stato di cose. Una neurosi, la sua, contrappuntata da uno stato di depressione e di angoscia, da idee suicide o comunque dalla voglia di morire, da pessimismo, scetticismo, misantropia, turbe del sonno; il tutto su di una base di naturale ipersensibilità alimentata nella fanciullezza da una madre iperprotettiva. Un carattere, quello di Ciaikowsky, ispirato ad una eccessiva ambizione (una sua aspirazione era ad esempio che i suoi fratelli venissero indicati come "fratelli di Ciaikowsky", e non apprezzati per quel che erano), da un'esagerata reazione alle critiche della sua musica, da un'avversione verso gli estranei, da una certa tendenza a sfuggire alle difficoltà.

È in quest'epoca che Ciaikowsky visse uno strano rapporto "amoroso" con una ricca vedova, Nadiezka Filaretowna von Meck, madre di 11 figli. In quattordici anni i due si scrissero ben 1200 lettere senza però mai incontrarsi se non fugacemente in occasione di qualche concerto.

Chi ci guadagnò fu senz'altro il musicista, che ricevette da lei l'appannaggio annuale di ben 6 mila rubli, con i quali poteva essere davvero indipendente.

Questo rapporto era per lui affatto impegnativo, specie dal punto di vista sessuale, il che costituiva un vantaggio non indifferente data la sua scarsa attrazione per l'altro sesso.

L'8 ottobre 1876 comunicò al fratello ... di volersi sposare. Sì, sposare "una qualunque", disse, nonostante le proprie tendenze omosessuali. Era il solo modo per mettere a tacere le malelingue.

Né si trattava di un'idea passeggera. Il 18 luglio dell'anno successivo Ciaikowsky sposò una giovane allieva del Conservatorio, la ventottenne Antonia Ivanovna Miljuova.

Naturalmente per la sposina fu una tragedia, anche se - molto onestamente - il solerte fidanzatino l'aveva preavvertita in tempo che il suo sarebbe stato soltanto un amore paterno.

Nonostante le sollecitazioni più raffinate, nulla ella poté. Alla fine, lo sposino ebbe a dichiarare che il suo corpo "gli provocava un senso di orrore e di schifo".

Sentendo che la situazione coniugale diventava sempre più insostenibile, egli prese dapprima a bere; poi si rifugiò presso la sorella Alexandra.

Dopo un po' se ne ritornò a Mosca dalla moglie. Ma solo per poco, perché si fece inviare un telegramma che lo chiamava a Pietroburgo.

Fu proprio in questa città che inscenò un grottesco tentativo di suicidio. Scese sulle rive del fiume e si immerse nelle gelide acque con l'intenzione di prendersi una polmonite. Poi se ne ritornò a casa, certo che di lì a poco sarebbe defunto.

Ma quel bagno gelato non ebbe alcuna conseguenza (un episodio, questo, che ribadisce lo sfondo isterico della sua personalità).

Le condizioni del musicista erano ormai così scadute che i parenti e gli amici quasi non lo riconoscevano più, tant'era invecchiato e pallido, continuamente in preda a crisi nervose.

A 50 anni Ciaikowsky appariva un uomo posato, con i capelli brizzolati; ma ne dimostrava almeno dieci di più. "Non vedo più tanto bene, i miei capelli stanno cadendo e i miei denti tentennano. Cammino impacciato. Mi riconosco solo per i miei occhi chiari".

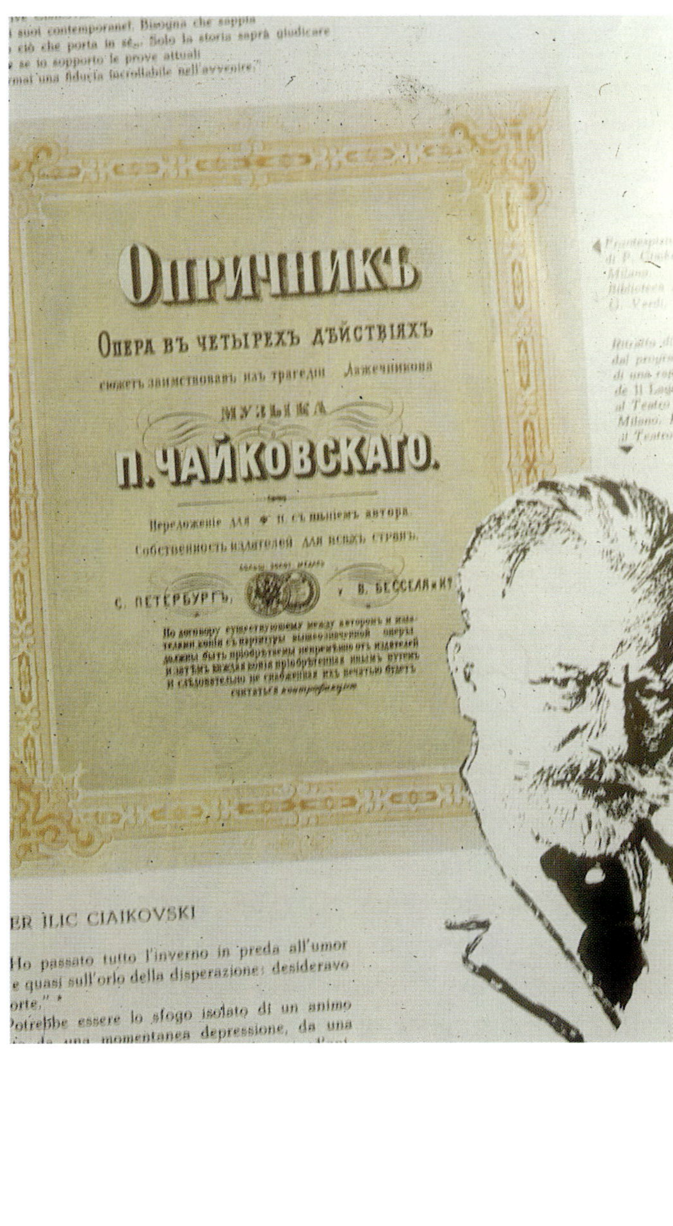

espizio dell'*Opricnik*

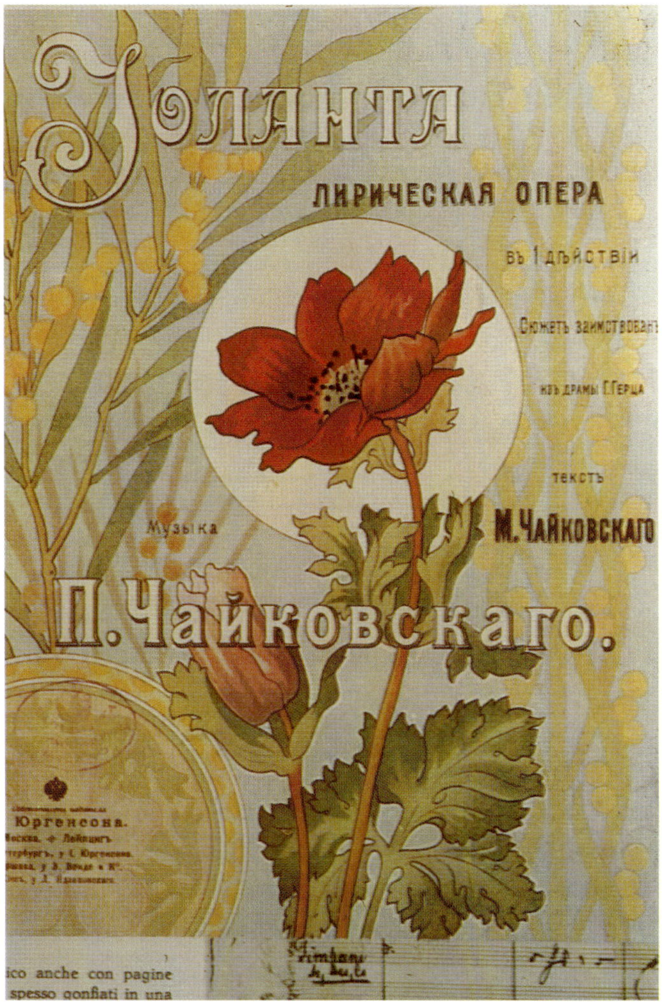

Frontespizio della *Jolanda*

Ad aggravare la depressione, gli arrivò una lettera della sua benefattrice von Meck, che gli annunciava di non voler più continuare a finanziarlo (era forse venuta a conoscenza delle sue tendenze omosessuali?).

In albergo Ciaikowsky rimase per due giorni immobile, quasi privo di sensi. Lo psichiatra che lo visitò gli prescrisse una strana cura: fare un viaggio all'estero e cambiare completamente vita. Il che significava allontanarsi per sempre dalla moglie.

("Molti dicono che sono diventato pazzo: ed effettivamente, se considero molte cose che ho fatto, debbo concludere che la mia mente non è proprio a posto").

Il fratello lo sollecitò a farsi visitare da un famoso specialista parigino in malattie interne. Quando gli si presentò, questi non lo fece nemmeno parlare, né gli chiese quale lavoro facesse o perché si fosse recato da lui.

Lo visitò in silenzio, attentamente, poi dichiarò: "La sua malattia è incurabile. Ma lei può vivere anche sino a cento anni!".

L'accorto clinico non aveva trovato nulla di organico che giustificasse i disturbi del musicista, decisamente di natura psicogena.

L'anno 1891 fu piuttosto stressante per Ciaikowsky: un fitto programma di tournées a New York, Baltimora, Filadelfia. Aveva scritto tre anni prima il balletto *La bella addormentata,* e in quello stesso anno compose il celebre *Lo schiaccianoci.* Un vero trionfo, sì, ma un periodo faticosissimo per i continui spostamenti, i ricevimenti, i banchetti.

Fu poi un'alternarsi di attacchi di depressione e di angoscia, di dolori gastrici, nonostante che i successi e la crescente notorietà avrebbero dovuto attenuare la tensione. Ma il musicista non riusciva a comporre, una vera "depressione creativa", come la definiva; ma riuscì a portare a compimento la sua sinfonia più importante, la *Patetica,* in cui è trasfusa tutta la sua malinconia. Ma nel febbraio 1893 fu costretto a sospendere completamente il lavoro a causa dei tremendi mal di testa che lo affliggevano anche per settimane.

Il mattino del 2 novembre 1893 il compositore cominciò a sentirsi male, con continue diarree e vomito. Il dì precedente aveva bevuto acqua che proveniva direttamente dalla Neva, senza bollirla.

Al dr. Bertenson, chiamato d'urgenza, non ci volle molto ad esporre la diagnosi: colera. Flebo e antibiotici non erano stati ancora inventati, e a Bertenson non restò altro che fare qualche iniezione di un preparato a base di muschio e praticare qualche clistere di tannino.

Tutto inutile. La diarrea e gli spasmi addominali non accennavano ad attenuarsi, aumentando anzi di intensità.

Il giorno 3 arrivarono di rinforzo il dr. Mamonow e il dr. Sander che prestarono le loro cure. Lì per lì il paziente sembrò migliorare, ma il dì seguente sopravvenne un'insufficienza renale, con blocco dell'emissione di urina. I medici prescrissero allora … un bagno caldo.

Ciaikowsky acconsentì; certo comunque che sarebbe morto anche lui di colera, com'era morta la madre: dopo un bagno caldo.

La diarrea continua, si sa, provoca impoverimento delle riserve idriche dell'organismo. E il 5 novembre Ciaikowsky appariva così disidratato ed esausto che si dovette rinunciare al bagno caldo.

Ma Bertenson insistette. E dopo il bagno il polso divenne ancora più debole.

Altra iniezione del preparato a base di muschio e altro momentaneo miglioramento, seguito poi da un'attenuazione della coscienza. E alle 3 del mattino del dì seguente il musicista diede l'ultimo addio a questa vita.

Molti storici della medicina hanno avanzato l'ipotesi che il colera di Ciaikowsky non sia stato un evento casuale, ma che lo stesso compositore abbia volutamente ingerire, a scopo suicida, l'acqua della Neva, ben sapendo della violenta epidemia di colera che in quei giorni infuriava nella città.

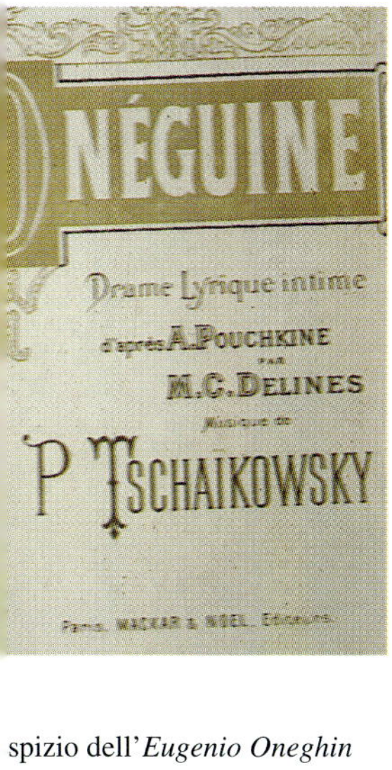

spizio dell'*Eugenio Oneghin*

Peccato, comunque. Se siamo stati privati di tutta quella musica che il compositore russo avrebbe ancora potuto darci, la colpa va tutta al bacillo del colera, quel tristemente famoso bacillo *virgola* che Robert Kock aveva scoperto solo dieci anni prima …

Cristoforo Colombo

I MAL DI MARE

Quando si pensa ai navigatori dell'epoca delle massime scoperte geografiche, e a quello che dovevano affrontare nei loro viaggi lunghissimi e perigliosi, si immagina che fosse gente solida, con una salute di ferro. A quel poco che se ne sa, invece, probabilmente la realtà era diversa. Infatti, anche il più grande di essi, Cristoforo Colombo, sembra non fosse esattamente il ritratto della salute.

Certo, volendo simulare il check-up di qualsiasi personaggio del passato, è difficile disporre di tutti gli elementi necessari: per ricostruire la "patografia", la "storia clinica", non ci sono che dati approssimativi, testimonianze vaghe, mentre molti degli stessi termini con i quali allora si indicavano le malattie e i sintomi, oggi sono in disuso, o addirittura fuorvianti poiché magari, nel frattempo, hanno cambiato significato. Però, per quanto riguarda Colombo, si trovano ancora tanti indizi, tanti elementi che, effettivamente, possono permettere di fare una "post-diagnosi" non del tutto campata in aria dei guai fisici, non proprio lievi, che lo perseguitarono.

Si sa, per esempio, che durante il suo secondo viaggio nel Nuovo Mondo (1493-'96), e precisamente mentre esplorava il mare tra Hispaniola (l'odierna Santo Domingo-Haiti) e l'isola di San Juan, egli fu colto da un male terribile, come racconta il figlio naturale Fernando nella biografia del grande genovese: "Per le importanti fatiche patite e per la sua debolezza, e per la carestia di cibo, fu assalito da un'infermità molto grave, fra febbre pestilenziale e mal di mazucco, la quale privollo della vista e dei sensi e della memoria di un subìto".

Anche un clinico esperto si troverebbe oggi in difficoltà se dovesse dire di che cosa esattamente soffrì Colombo in quell'occasione. Già il termine "pestilenziale" è molto vago: a quell'epoca, infatti, serviva a indicare qualsiasi malattia contagiosa, dall'influenza al vaiolo, dalla peste al tifo petecchiale.

Verosimilmente, poté trattarsi di una malattia intestinale grave di tipo tifoideo (ileotifo). Questa forma esordisce, infatti, con sintomi generali specialmente a carico del sistema nervoso, quali quelli descritti dal nostro Fernando: astenia grave, ottundimento del sensorio, cioè dell'attenzione e della memoria, obnubilamento della vista, intensa cefalea. Affezioni di questo tipo nel passato erano piuttosto frequenti nelle persone con scarse resistenze organiche: e Colombo aveva sottoposto per anni il proprio organismo, come ricorda ancora il figlio, a un vero e proprio "sperpero di energie e tensione nervosa".

Senza contare gli "otto dì" di navigazione precedenti l'attacco del male, trascorsi quasi senza concedersi riposo.

C'è poi un altro mistero: il "mal di mazucco", che in alcuni altri testi dell'epoca è riportato come "mal di mazzucco". A quale malattia a noi nota potrebbe mai corrispondere? Nell'italiano e nel castigliano di allora non esisteva alcun termine del genere. In genovese, invece, indicava non solo la "coriza", ma anche una grave malattia dei polli, spesso mortale, forse dovuta allo streptococco.

Che nel '500 i liguri chiamassero "massucco" persino la non ancora identificata difterite? L'ipotesi sarebbe suffragata dalla gravità dell'affezione e delle sue complicazioni; ma vi sono altri indizi che invece escluderebbero questa diagnosi.

C'è infine chi ha ipotizzato che la malattia, contraddistinta da febbre molto elevata, delirio e allucinazioni, fosse una polmonite. A nostro avviso è più prudente un'interpretazione generica e obiettiva: cioè, presumere una malattia infettiva a carattere epidemico con febbre elevata e coinvolgimento psichico (delirio, sopore); ne spiccano, in effetti, la lunga durata e l'interessamento, in particolare, della vista.

Durante le sue logoranti peregrinazioni, Colombo non poté sottrarsi neppure a un'affezione acuta degli occhi, una congiuntivite fastidiosa, che ha sempre colpito con grande frequenza gli uomini di mare ("... I miei occhi tanto non erano stati ammalati né io avea sofferto dolori così violenti come allora"). Si può insomma dire, con una buona dose di sicurezza, che il grande navigatore fu affetto altresì da una forma di congiuntivite dovuta ad "astenopia accomodativa" e a irritazione da fattori atmosferici (freddo, vento, raggi solari, eccetera).

Ancora: la salute di Colombo non doveva essere proprio di ferro se già verso i 40 anni sembra che soffrisse di attacchi di "gotte". Anzi, Fernando avrebbe poi considerato questa malattia addirittura come la causa della morte del padre.

Tuttavia, nei numerosi riferimenti in proposito negli scritti dello stesso Colombo (come vedremo più avanti), è difficile riconoscere il quadro classico dei sintomi della gotta. D'altra parte, secondo testimonianze oculari Colombo sarebbe stato "nel bere e nel mangiare molto continente e modesto", il che farebbe escludere un ruolo dei tipici fattori della gotta (eccessivo consumo di carne, abuso di alcool). Non si può, insomma, affermare con certezza che si sia realmente trattato di artrite gottosa, anche perché nei ricordi di Fernando manca qualsiasi accenno alla tipica infiammazione delle articolazioni delle dita del piede, mentre è frequente l'allusione all'interessamento delle mani. La diagnosi presuntiva deve piuttosto orientarsi verso una differente patologia, in base anche a numerose altre indicazioni. In particolare, così lo stesso Cristoforo scrisse al figlio

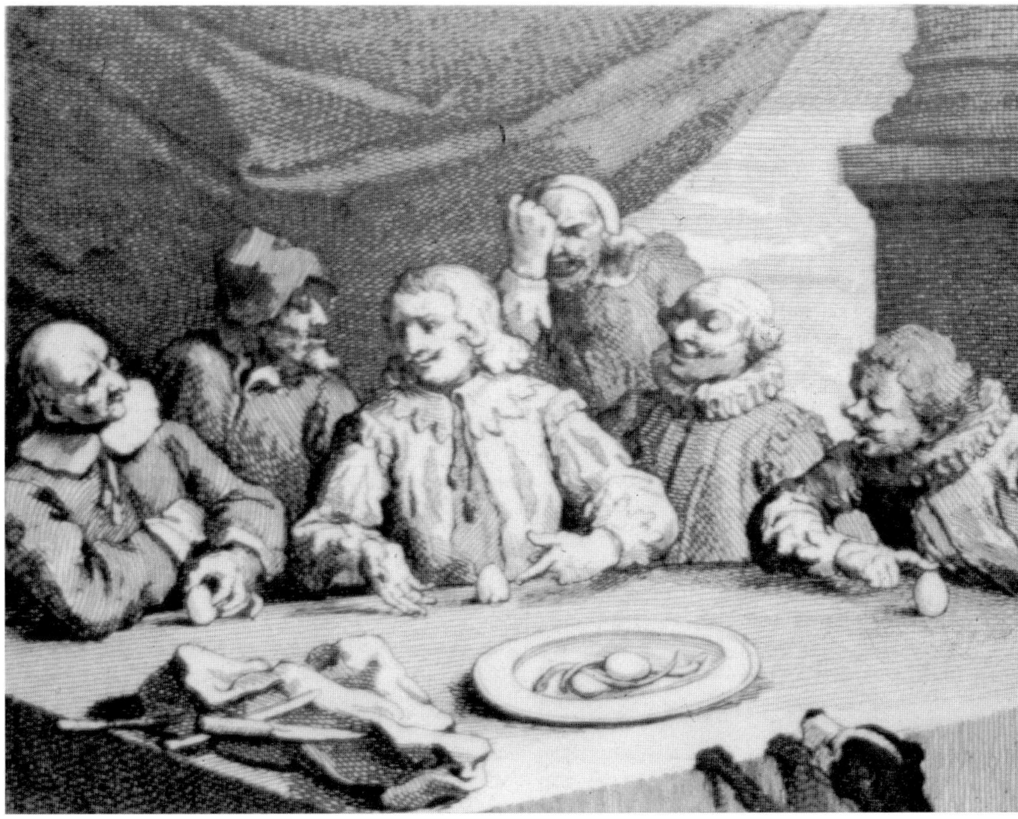

Diego: "Il mio male è sì forte e il freddo talmente lo aggrava, che correrei rischio di rimanere in qualche albergo lungo la via ... Il mio male non mi permette scrivere fuorché di notte, poiché nel giorno toglie la forza alle mie mani".

Molti storici della medicina intravvedono in queste righe importanti elementi a favore dell'ipotesi di una poliartrite reumatica (oggi meglio definita "artrite reumatoide"), alla cui evoluzione certamente contribuirono le continue esposizioni al freddo e alle altre intemperie, gli strapazzi e le notti insonni sul ponte scoperto.

Come tutti coloro che soffrono di forme reumatiche, anche Colombo ne risentiva specialmente durante la stagione estiva e quella invernale, quando era spesso colto da dolori e da febbre, che lo costringevano a letto per lunghi periodi. E ciò è in contrasto con la sintomatologia tipica della gotta, in cui l'accesso acuto è di solito di breve durata e il dolore localizzato quasi sempre a una sola articolazione, dimodoché il paziente ritorna prontamente alle normali attività.

Non si può neppure escludere, peraltro, che la malattia reumatica da cui era affetto l'illustre genovese comportasse, proprio nel suo caso, la complicazione più frequente e pericolosa, l'endocardite. Questa eventualità pare essere denunciata dalla prostrazione profonda, dall'affanno precordiale e dai segni di "sfinimento completo", di cui l'ammiraglio soffrì negli ultimi tempi: tutti sintomi di uno scompenso cardiaco. Né il cuore di Colombo fu risparmiato - reumatismo a parte - da stress e patimenti di vario genere: ansie, delusioni, frustrazioni, mortificazioni, lotte continue contro uomini ed elementi, oltre alla pena profonda di veder misconosciuta la propria grande impresa.

Ma c'è dell'altro ancora. Nel 1987, in occasione del suo insediamento alla reale accademia ispano-americana di Cadice, lo storico-medico Francisco Guerra - universalmente noto per i suoi studi patografici proprio su Cristoforo Colombo - prospettò un nuovo inquadramento clinico, ovvero un nuovo elenco, delle malattie del navigatore: la sindrome di Hans Reiter, dal nome dell'igienista e ufficiale medico tedesco che per primo, nel 1916, notò in un giovane soldato dell'esercito germanico l'insolita triade artrite reumatoide (o poliartrite reumatica) - congiuntivite - uretrite. Per formulare la sua ipotesi, Guerra era partito dall'analisi retrospettiva delle affezioni più importanti che avevano colpito Colombo durante la sua vita: artrite reumatoide appunto, a partire dal 1476, dopo il naufragio dinanzi alle coste del

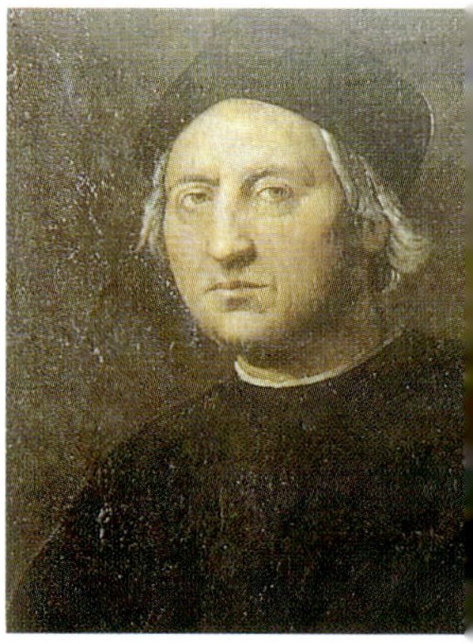

Cristoforo Colombo secondo Ri
del Ghirlandaio (XVI sec.)

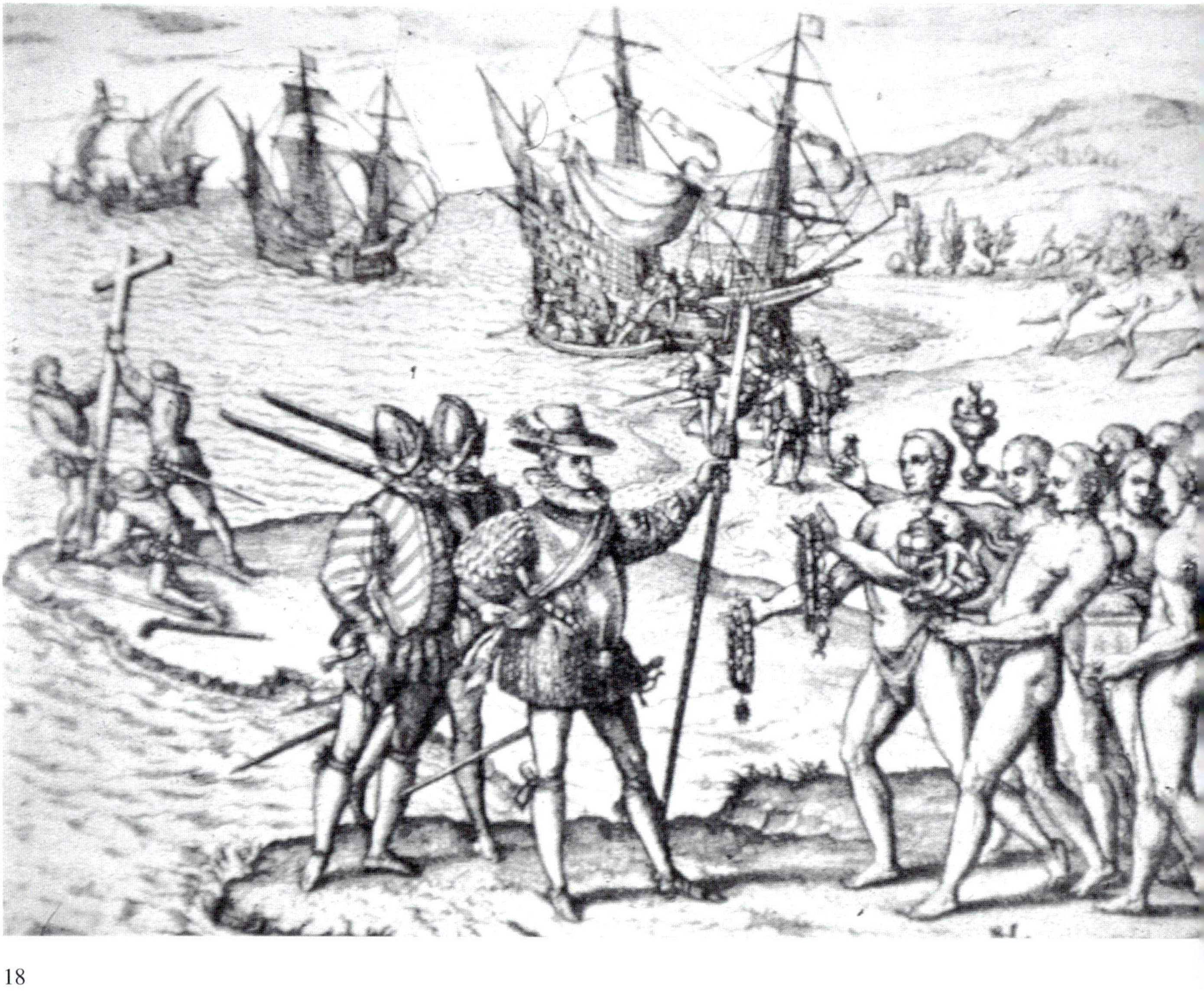

Portogallo; influenza (?) nel 1493 a Santo Domingo; tifo (?) nel 1494; oftalmie e reumatismi, in varie epoche. In effetti, tutte queste manifestazioni rientrano agevolmente nel quadro della sindrome di Reiter, che implicherebbe che il grande genovese abbia sofferto anche di uretrite non-infettiva cronica (probabilmente con risentimento prostatico), del resto di per sé non infrequente, specie proprio tra la gente di mare.

Comunque, a nostro avviso, le due principali affezioni che afflissero Colombo potrebbero essere attribuibili anche a quell'altra sindrome dell'oftalmologo svedese Henrick Sjögren che contempla infatti la presenza sia dell'artrite reumatoide sia della congiuntivite secca, mentre - a voler sottilizzare - non implica quell'uretrite necessaria al quadro della sindrome di Reiter, a cui nella "patografia" nota di Colombo, in verità, non si hanno riferimenti diretti. Si tratta anche in questo caso, naturalmente, soltanto di un'ipotesi.

Se è difficile stabilire di quali malattie abbia sofferto Cristoforo Colombo, altrettanto problematico è riuscire a capire quale fosse il suo aspetto. Ci potrebbe venire utile, al riguardo, l'esame dei suoi resti mortali, ma ...

Prima di tutto, si deve dire che Colombo navigò forse più da morto che da vivo. Poco meno di tre anni dopo la sepoltura (l'11 aprile 1509), le sue spoglie *(cuero y huesos)* furono trasferite nel convento certosino di Las Cuevas di Siviglia e affidate a quei frati dal figlio Diego.

Questi, deceduto nel 1526, lasciò scritto che, secondo il desiderio del padre, la salma del padre, la propria e quella dello zio Bartolomeo dovessero essere traslate nell'isola di Hispaniola, nelle Antille. Così, la vedova di Diego, doña Maria de Toledo y Rojas, chiese e ottenne dall'imperatore Carlo V la donazione della cappella maggiore della Catedral Primada de America, Santa Maria la Menor, che si stava costruendo appunto nella futura Santo Domingo, e vi fece trasferire le salme dei suoi cari, in un'epoca compresa tra il 1537 e il 1559.

Finalmente, dunque, il desiderio dell'ammiraglio di essere sepolto a Hispaniola sembrava esaudito: in quella cappella vicino all'altare maggiore avrebbe potuto finalmente riposare in pace ...

Ma le cose non andarono esattamente così. A parte il fatto che la cattedrale fu, negli anni, pesantemente danneggiata dai terremoti e subì le incursioni di corsari e pirati, nel 1655, nel timore di vandalismi da parte degli uomini sbarcati dalle navi della flotta inglese dell'ammiraglio Penn, l'arcivescovo Pio de Guadalupe fece cancellare ogni riferimento esteriore alla sepoltura di Colombo. Questa fu l'esatta sede che restò perciò affidata alla memoria e alla tradizione popolare, almeno fino al 30 giugno 1783 quando, durante il restauro della stessa cattedrale, alcuni operai portarono alla luce una cripta sepolcrale, che, dopo attenta considerazione, fu giudicata essere proprio la tomba dell'ammiraglio.

In seguito, però, alla firma del trattato di Basilea (22 luglio 1795), che sanciva la fine della guerra franco-spagnola, per cui la Spagna doveva cedere alla Francia la propria parte dell'isola antillana, onde evitare che le spoglie di

degli Indios

Colombo morente (L. Scialliero, 1800)

Colombo cadessero in mano francese, il duca di Veragua pensò bene di traslarle a Cuba. Così, il 20 dicembre dello stesso anno, il genovese ... riprese a navigare, sino all'Avana, nella cui cattedrale il suo corpo fu deposto.

Finalmente *requies aeterna?*

Macché. Nel corso di nuovi lavori di restauro nella cattedrale di Santo Domingo, vicino a un'altra cripta, scoperta sempre nel 1783, fu rinvenuta una cassetta di piombo recante alcune iscrizioni che la indicavano come contenente i resti dell'ammiraglio. E così, da quel momento, si dovettero considerare le peripezie di ben due presunte salme di Colombo.

Infatti, i sostenitori dell'autenticità di quest'ultima scoperta dichiararono solennemente che, appunto, le vere spoglie del navigatore non avevano mai lasciato Santo Domingo, per uno scambio involontario (o per la deliberata intenzione di bluffare da parte dei dominicani allo scopo di conservare di nascosto i preziosi resti). A riprova, si fornirono i dati di una ricognizione (per la verità sommaria) eseguita sul nuovo ritrovamento, che ufficializzava, al di là di ogni dubbio, la appartenenza a Cristoforo delle 34 ossa contenute nella cassetta di piombo.

Per quanto riguarda invece la sorte delle altre spoglie conservate nella cattedrale dell'Avana, dopo il trattato di Parigi del 1898, che avviava Cuba all'indipendenza, le autorità spagnole decisero di riportarle in patria.

Così, il grande navigatore (o suo figlio Diego, o il ... milite ignoto) si accinse ancora una volta ad attraversare l'Atlantico: i resti, partiti con la nave da guerra *Conde de Venadito,* approdarono a Cadice e da qui furono finalmente trasferiti a Siviglia.

Nello stesso tempo, comunque, una nuova ispezione veniva fatta a Santo Domingo sugli altri resti, quelli reputati "autentici". Questa volta, le ossa presunte di Colombo risultarono essere 69 e non più 34, forse perché furono contati anche i frammenti piccoli; inoltre, si poté osservare che i seni frontali erano ristretti.

Dal che si dedusse che, data la ristrettezza anche delle fosse orbitarie, gli occhi dei navigatori dovevano essere stati piccoli. E il volto, invece, lungo e stretto, con un'arcata zigomatica molto pronunciata; a giudicare dall'inclinazione dell'osso, il naso, a sua volta, doveva essere stato aquilino. La dentatura, infine, appariva ben conservata.

Da parte loro, cinque costole ritrovate pressoché integre sembrarono comprovare la robusta costituzione del navigatore, così come del resto aveva sostenuto Fernando: "L'ammiraglio fu di ben formata e più che mediocre statura, di volto lungo e di guance un po' alte, senza che declinasse a grosso e maldicente. Havéa il naso aquilino e gli occhi chiari, bianco e acceso il vivo colore ... Nella sua gioventù ebbe i capelli biondi".

Ma per tutto ciò si può mettere la mano sul fuoco? Sembra proprio di no, perché - come si è detto - non si è assolutamente certi che le ossa prese in esame fossero realmente quelle di Colombo.

Anzi, a ingarbugliare ancora di più il mistero, già così denso, è stata addirittura prospettata una terza ipotesi, quantomeno sconcertante: cioè, che le

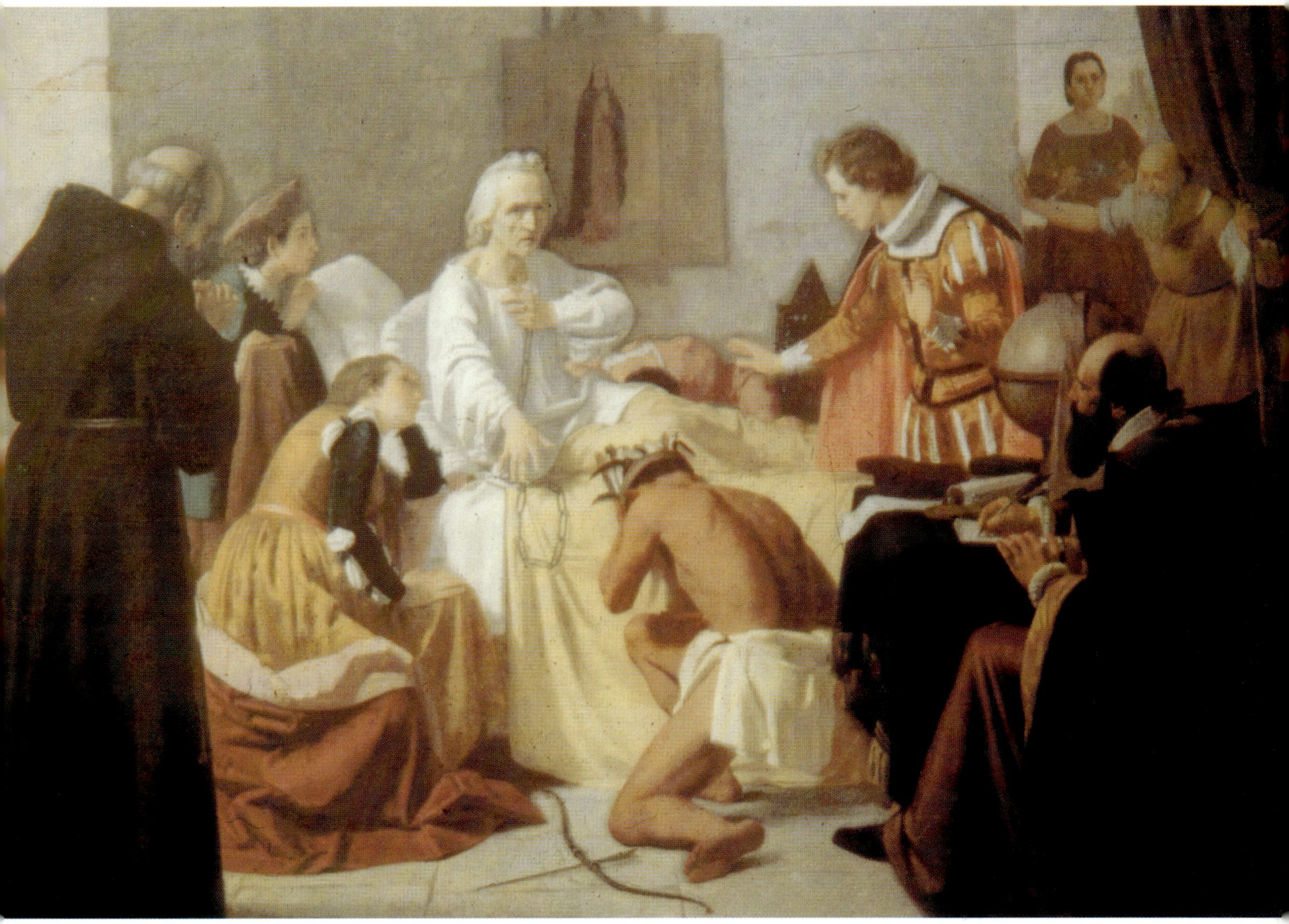

ossa di Santo Domingo siano in realtà un cocktail fra quelle di Cristoforo e di suo figlio Diego.

La speranza di chiarire incontrovertibilmente la vicenda nacque qualche tempo fa, quando fu proposto di ricorrere a un sofisticato metodo di indagine con radioisotopi per stabilire una volta per sempre la verità.

Ma sinora le autorità di Santo Domingo non hanno messo a disposizione i resti "discussi". Si tratta di esclusivismo "proprietario" oppure c'è timore di un verdetto negativo? Peccato, in ogni caso: ancora una volta chi ci rimette è la verità storica.

Charles De Gaulle

TUTTI I MALI
›EL PRESIDENTE

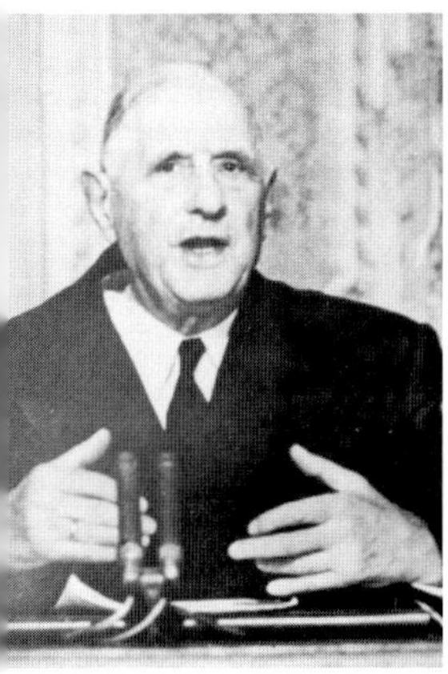

ulle parla dall'Eliseo nel
›o 1967.

Un week-end del dicembre 1959, mentre si trovava all'Eliseo, Pierre De Gaulle, fratello di Charles, era stato colpito da una grave crisi cardiaca. Non era stato possibile rintracciare il dottor Lichtwitz, medico personale del Presidente, già lontano da Parigi, e dell'infermeria dell'Eliseo s'erano trovate soltanto alcune compresse di aspirina.

Bisognò attendere almeno due ore prima che arrivasse un medico. Ma la sua opera risultò vana. Pierre morì sotto gli occhi del fratello, angosciato più che mai per l'intempestività dei soccorsi.

"E se capitasse al Presidente? - si chiesero i responsabili della sicurezza - Con quell'aneurisma ... E con tutti quei maleintenzionati che girano?"

In quattro e quattr'otto fu reperita all'Eliseo una sala "per le emergenze del Presidente", attrezzata anche per la rianimazione. Due medici del Servizio Nazionale di Sanità si tenevano costantemente a disposizione, e seguivano il Presidente in ogni spostamento portando con sé una valigetta con tutto il necessario per il pronto soccorso. Il loro compito - in caso di necessità - era di prestargli le prime cure e di assicurargli la rianimazione in attesa che venisse trasportato all'Ospedale Cochin, dove v'erano due stanze esclusivamente riservate a lui.

Fortunatamente per il generale Charles De Gaulle, Presidente della V Repubblica francese, il giorno dell'emergenza non sarebbe mai venuto. Non che egli non avesse bisogno di medici. Solo che non amava vederseli attorno, fermo com'era nella convinzione di essere rimasto, nonostante il trascorrere inesorabile degli anni, lo stesso uomo di quello storico 18 giugno 1940 quando da Radio Londra aveva lanciato il famoso proclama in cui chiamava intorno a se tutti i francesi, dando il via alla Resistenza contro l'invasore italo-tedesco.

C'era però qualcuno che era bene al corrente delle condizioni di salute del Presidente: il dr. André Lichtwitz, esperto in malattie endocrine, ex assistente dell'ospedale Lariboisière di Parigi e consulente dell'Ospedale americano di Neuiley.

Come endocrinologo era stato per la prima volta consultato per il diabete di cui De Gaulle soffriva. Aveva prescritto un trattamento di insulina e una dieta rigida che l'augusto paziente si guardava bene dal seguire.

La signora De Gaulle aveva dovuto accordarsi con cuochi e camerieri a che preparassero per il marito cibi non troppo appetitosi o abbondanti. Ma il generale continuava a non voler seguire le prescrizioni dietetiche del suo medico, e quando poteva - cioè molto spesso - evitava le iniezioni di insulina.

Chissà: forse perché a scoprire l'insulina non era stato ... un francese.

Non è un'esagerazione. Charles De Gaulle odiava tutto ciò che non fosse francese e non riecheggiasse la *grandeur*. Come in occasione del suo viaggio in Sud America.

Qualche tempo prima aveva confidato al prof. Pierre Aboulker, un illustre urologo, di soffrire di ritenzione urinaria: nel mingere non riusciva a svuotare completamente la vescica. Restava insoddisfatto, era costretto ad urinare più volte nella giornata e ad alzarsi più volte durante la notte.

Per Aboulker la diagnosi non era stata difficile. Dopo un esame esplorativo rettale aveva stabilito che la prostata del Generale era ingrossata oltre misura: un'ipertrofia, come si dice. E, si sa, la prostata ingrossata comprime - restringendola - l'uretra.

Negli anni '60 contro l'ipertrofia della prostata non c'era ancora molto da fare. Si tentava di decongestionare la ghiandola con qualche ormone o altre sostanze, e il solo modo per far defluire l'urina era quello di cateterizzare la vescica.

Altra alternativa era quella di operare, asportando la ghiandola.

Ma, si è detto, in quel periodo il generale doveva recarsi in Messico per una importante missione politica, e non vi sarebbe stato per lui né il modo né il tempo di operarsi, né tantomeno di sottoporsi a cateterismi ripetuti.

Aboulker gli consigliò allora di mettere un "catetere a permanenza", cioè una sonda munita di un sacchetto, da tenere sempre nell'uretra.

Il generale accettò il consiglio dell'urologo; e mentre questo gli applicava la sonda, il generale espresse il desiderio di congratularsi con l'inventore di quel dispositivo così geniale.

Aboulker gli fece rispettosamente osservare che quel catetere non era un'invenzione francese ma americana. Al che il Presidente andò su tutte le furie gridando: "Non ditemi che debbo portare addosso un arnese inventato da quegli ... sì ... mi capite? ... americani!".

Si rasserenò solo quando il medico lo rassicurò che, anche se era un'invenzione americana, quel catetere era stato costruito in Francia, con materiale francese! ...

Il colloquio che seguì ebbe testualmente questo tenore:

"Prof. Aboulker, a parte il segreto professionale che vi lega a me come medico, io, come generale ... desidero che non si sappia in giro una cosa del genere, che cioè porto addosso un catetere americano".

"Ci sono migliaia di francesi che lo portano ... migliaia di persone con i vostri stessi problemi di prostata".

"Non importa. Non si deve offuscare l'immagine che il popolo ha di me. Da questo momento perciò, professore, il mio catetere ... deve rimanere segreto di Stato".

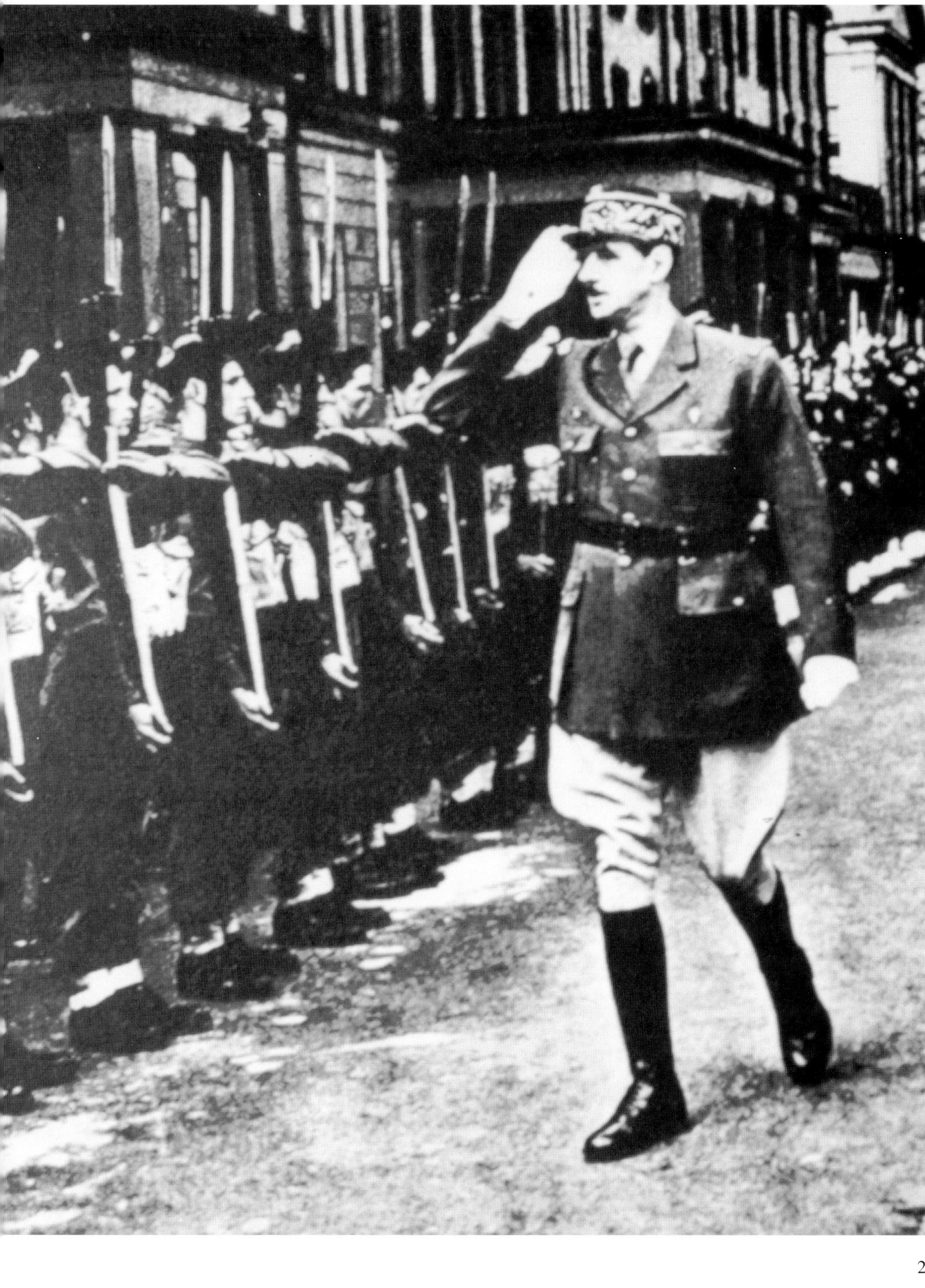

Così De Gaulle portò in segreto il suo catetere per tutto il periodo del viaggio in Messico, cioè dal 15 al 24 marzo del 1964.

Anche se era riuscito a dissimulare le proprie sofferenze, al suo ritorno in Francia egli si rese conto che non poteva più continuare in quel modo, e decise pertanto di farsi operare.

Così, il 19 aprile si mise a disposizione, all'Ospedale Cochin, dell'Equipe chirurgica del prof. Aboulker.

Il dr. Jean Lassner praticò l'anestesia, poi il primario incise la parete addominale a livello del pube e asportò delicatamente la prostata. E qualche ora dopo, tutti tirarono un sospiro di sollievo quando fu annunciato che l'esame bioptico eseguito su di un campione del tessuto prostatico asportato non mostrava alcun segno di malignità.

Il generale si riprese prontamente, intraprendendo una febbrile attività diplomatica che lo avrebbe anche riportato in America Latina, che cercava in ogni modo di sottrarre alla totale influenza americana. Dopo poche settimane, più nessun ricordo di quell'operazione che aveva affrontato con ammirevole coraggio.

Lo stesso coraggio che aveva mostrato quando, tenente nella I guerra mondiale, era stato ferito alla mano, alla gamba e alla coscia. All'ospedale i

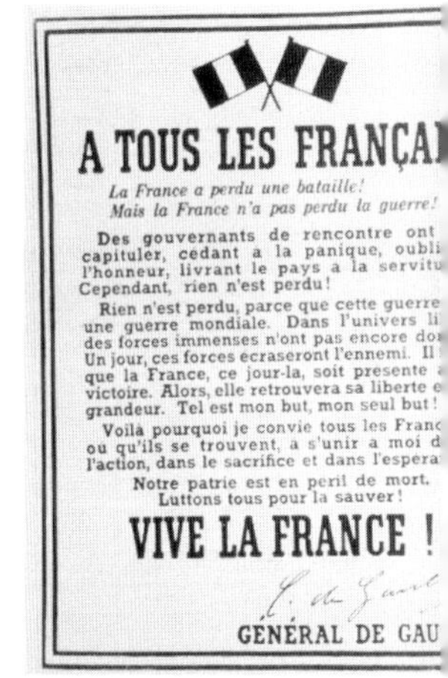
A TOUS LES FRANÇAI

La France a perdu une bataille!
Mais la France n'a pas perdu la guerre!

Des gouvernants de rencontre ont capituler, cedant a la panique, oubli l'honneur, livrant le pays a la servitu Cependant, rien n'est perdu!

Rien n'est perdu, parce que cette guerre une guerre mondiale. Dans l'univers li des forces immenses n'ont pas encore do Un jour, ces forces ecraseront l'ennemi. Il que la France, ce jour-la, soit presente victoire. Alors, elle retrouvera sa liberte e grandeur. Tel est mon but, mon seul but!

Voilà pourquoi je convie tous les Franc ou qu'ils se trouvent, a s'unir a moi d l'action, dans le sacrifice et dans l'espera

Notre patrie est en peril de mort.
Luttons tous pour la sauver!

VIVE LA FRANCE !

GÉNÉRAL DE GAU

Il messaggio di De Gaulle ai Fra

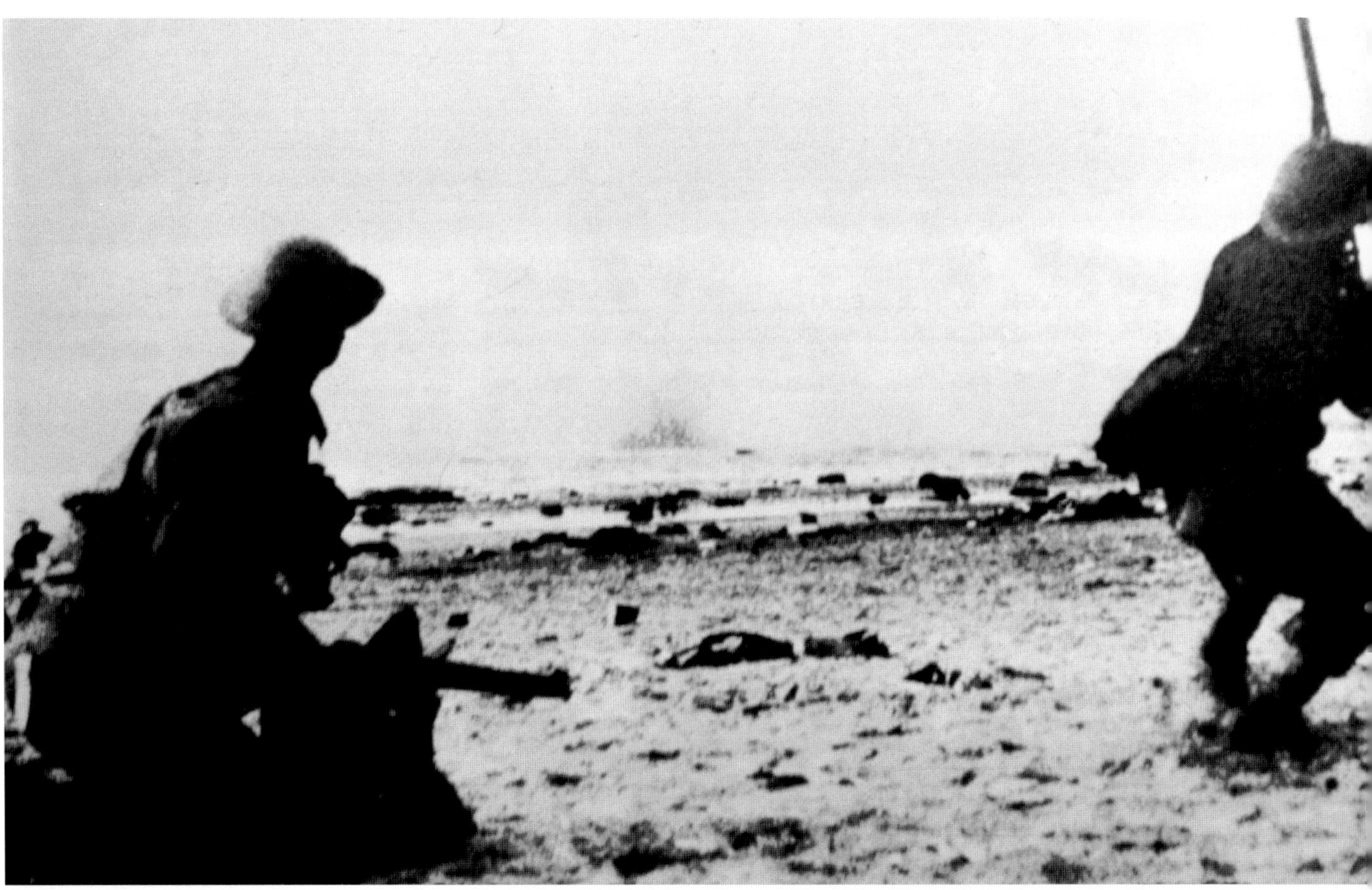

medici erano rimasti allibiti nel constatare che il giovane Charles non emetteva nemmeno un gemito quando affondavano i ferri nelle sue carni.

Gli avevano chiesto, scherzando, se non volesse fare l'eroe a tutti i costi. Ma lui aveva risposto che nemmeno da ragazzo aveva mai provato dolore a causa di qualche trauma, tanto che i suoi amici - proprio come quei medici - lo consideravano, indebitamente, uno stoico.

"Posso dire di non sapere con precisione che cosa sia il dolore".

In realtà, anche se molte persone sono meno sensibili di altre al dolore perché lo affrontano con un particolare atteggiamento psicologico, in alcune è proprio la percezione degli stimoli dolorosi che è minore rispetto alla norma.

E per un uomo d'arme come De Gaulle, questa naturale resistenza al dolore accresceva l'immagine dell'eroe.

Non era però solo questione di diabete e di prostata. Nel 1956 al Presidente era stata riscontrata una cataratta bilaterale, verosimilmente una complicazione del diabete: e ormai, a sessantasei anni, la sua vista era seriamente compromessa.

Aveva così dovuto sottoporsi all'asportazione del cristallino, in ambedue gli occhi, un'operazione all'epoca molto dolorosa che l'aveva lasciato in uno stato di profonda prostrazione: s'era sentito improvvisamente vecchio. Forse - si diceva - sto diventando cieco.

Gli fu poi prescritto un paio di occhiali dotati di spesse lenti atte a sostituire i due cristallini asportati. Ciononostante De Gaulle non riusciva più a veder chiari gli oggetti né a distinguere la fisionomia degli interlocutori.

Ma anche gli occhiali li portava solo in privato, quando pochi potevano vederlo; mai quando si recava in pubblico o alle cerimonie ufficiali: l'immagine della Francia che egli sentiva di personificare ne sarebbe risultata appannata.

L'anno dopo Lichtwitz dovette prendere un altro provvedimento.

S'era accorto che gli arti inferiori del Presidente non funzionavano più a dovere, causa una compromissione del circolo arterioso. Un altro devastante effetto del diabete mellito, che silenziosamente continuava a minare i suoi vasi sanguigni, favorito dalla scarsa attenzione che il paziente prestava alle terapie prescritte.

Lichtwitz sapeva però che parte della colpa della compromissione vascolare era anche da riconoscere nelle oltre sessanta sigarette che il Presidente fumava ininterrottamente durante la giornata: le Navy Cut, una marca molto diffusa tra i marinai di Sua Maestà, che egli aveva imparato ad apprezzare durante gli anni del forzato esilio in Inghilterra.

A ben considerare la patografia di Charles De Gaulle sembra quasi che esista una dicotomia tra la sua salute e i suoi comportamenti. In altre parole, egli prosegue imperterrito nei propri disegni senza affatto curarsi dei mali fisici.

Da un lato sa di avere il diabete, di vederci poco e di soffrire di prostata e di disturbi vascolari; è ossessionato dalla cancerofobia e dal timore di diventare un vecchio inabile, il che gli provoca frequentemente preoccupanti sbalzi di umore. Dall'altro si comporta come se tutto ciò non lo riguardi, e continua a lavorare a testa bassa anche quattordici ore al giorno, facendo leva su di un'eccezionale forza di volontà. Negli anni '60 liquida in breve tempo l'ormai insostenibile questione algerina, riconosce la Cina popolare, stabilisce un'intesa storica con l'Unione Sovietica, intesse una nuova amicizia con la Germania Federale nell'intento di accelerare l'unificazione europea, riesce persino ad incrinare lo *status* americano in Europa abbandonando l'Alleanza Atlantica.

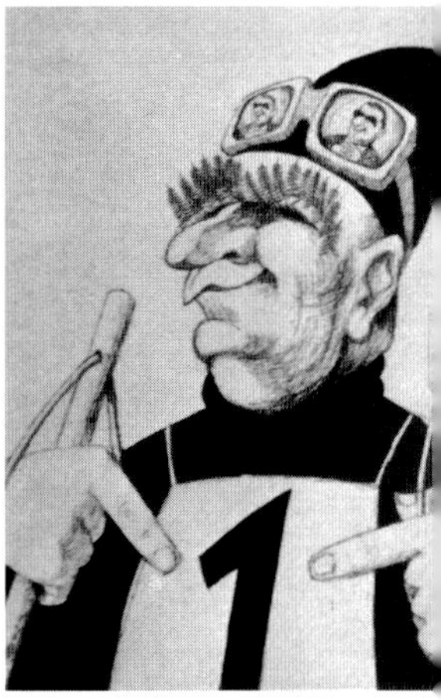

De Gaulle in caricatura

Né manca di mostrare la sua grinta, e magari la sua scarsa diplomazia, quando a Pnom Penh manifesta apertamente la sua opposizione alla politica espansionistica degli Stati Uniti in Estremo Oriente, quando condanna senza mezzi termini la "guerra dei sei giorni" (1967) mettendo seriamente in imbarazzo Israele, quando provoca il Canada gridando durante la visita in quel Paese: "Viva il Quebec libero!".

Ciò gli attira vivacissime critiche non solo dalle opposizioni, ma dagli stessi esponenti del suo *entourage.*

Ma quando nel 1968 viene confermato Presidente, a larga maggioranza, ha ormai perso molto del suo antico smalto carismatico. Nemmeno lui si sente davvero più lo stesso, e in un momento di relax arriva a confidare al figlio Philippe e al genero Alain de Boissieu che a 80 anni - cioè prestissimo - si ritirerà dalla vita politica.

In questa decisione hanno sicuramente influito i vari aneurismi dell'aorta che - già diagnosticati qualche anno prima - stanno ora accrescendosi in modo preoccupante. E, si sa, se un aneurisma aortico si rompe, non c'è quasi mai nulla da fare.

Non trovando il coraggio di andarsene, il generale indice un referendum che gli storici non esitano a definire "ambiguo, tra economia e politica", sicuro in cuor suo che i *no* prevarranno.

Proprio così: il 27 aprile 1969 i *sì* risultano una minoranza. E undici minuti dopo la mezzanotte il generale rassegna le dimissioni.

Il periodo del *buen retiro* a Colombey-les-Deux-Eglises, nell'Alta Marna, sarà breve. Nell'ottobre dell'anno seguente il vecchio generale comincia ad accusare forti dolori alle vertebre lombari, verosimilmente dovuti ad erosione delle vertebre stesse da parte dell'aneurisma aortico sempre più voluminoso. È il principio della fine. Il 2 novembre un aneurisma probabilmente situato vicino al cuore scoppia: l'emorragia, implacabile, lo fulmina all'istante.

Enrico VIII

QUANDO IL RE È SCORBUTICO

Volgeva continuamente indietro gli occhi neri, cercando di incrociare quelli del carnefice tra coloro che la seguivano.

Una sottile cuffia ricamata in perle nascondeva i capelli raccolti in una reticella; la vistosa scollatura sul vestito di damasco verde evidenziava il collo delicato e sottile, quasi a indicare il punto dove tra poco si sarebbe abbattuta l'impietosa scure del boia.

Anna Bolena bisbigliò qualche parola, scusandosi per la voce malferma, ma sottolineando in un ultimo guizzo di spirito che non era venuta per fare un discorso. Poi chiese agli astanti di pregare per il re "che era tanto buono". Non finì di ripetere per la terza volta: "Dio abbi pietà dell'anima mia" che la sua piccola testa rotolò nella paglia.

Eppure per sposarla Enrico VIII aveva ripudiato la prima moglie, e s'era attirato una scomunica dal papa Clemente VII. Ma Anna era riuscita solo a dargli una figlia, non un erede maschio: il che era imperdonabile. Ora il re la mandava al patibolo con l'accusa di incesto e adulterio.

Enrico (ora aveva 45 anni) era nato a Greenwich il 28 giugno 1491, un anno prima che Colombo partisse da Porto Palos con le tre caravelle alla scoperta del Nuovo Mondo. Terzogenito di Enrico VII (si dirà che questi fosse così avaro che morì di polmonite piuttosto che far accendere il fuoco del camino) ed Elisabeth, era asceso al trono appena diciottenne, dopo la morte del fratello Arthur, quand'era un bel ragazzo alto, paffuto "come un Cupido italiano", i lunghi capelli biondi, le strane sopracciglia "interrogative", gli occhi sempre attenti, la pelle bianchissima. Il suo faccione gli avrebbe dato un aspetto grave e arcigno se non l'avesse spesso addolcito con un sorriso quasi infantile.

Gli piaceva la bella vita, e il suo edonismo l'aveva preannunciato poco dopo aver abbandonato l'infanzia: "Basta con la solitudine e la noia! Lasciatemi godere la compagnia degli amici e riempire a mio modo le mie ore di libertà ...".

E, cantautore *ante litteram*, aveva scritto e musicato una canzone che così suonava:

Mi piace trascorrere il tempo
in buona compagnia, e mi piacerà
fin che non morirò.

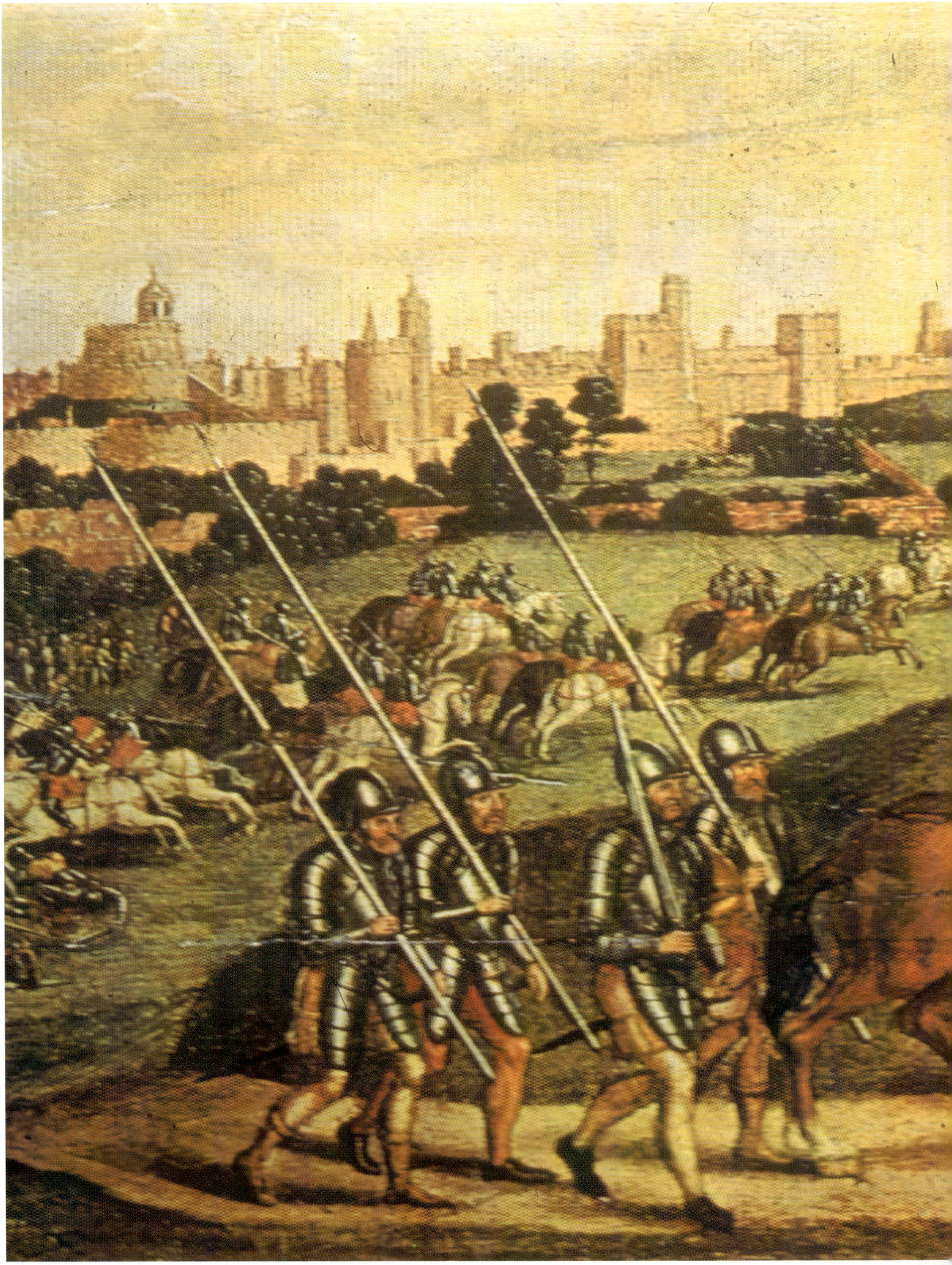

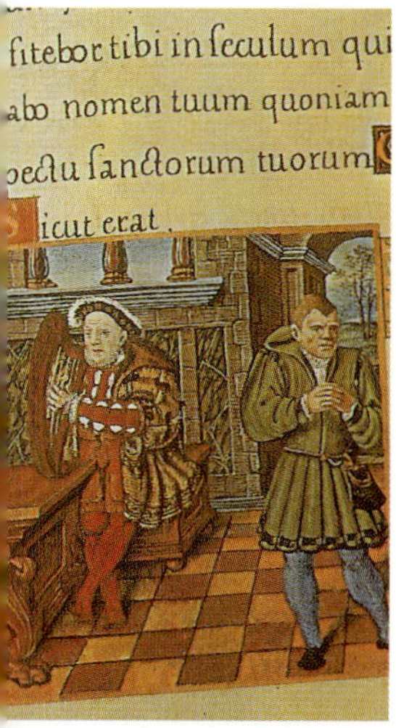

VIII nel 1536, poco dopo il
onio con Jane Seymour

Brontoli chi vuole, ma nessuno me lo neghi
e così, se piaccia a Dio
passerò la mia vita nel passatempo.

Caccia, canto e danza
ho nel mio cuore,
passatempi di mio gusto.
Chi me li farà cambiare?

Finché vivrò mi piacerà
passare il tempo in buona compagnia.
Gioventù vuole passatempo
buono o cattivo purchessia.
Compagnia aiuta meglio a
diriger pensiero e fantasia,
ché pigrizia è maestra
di tutti i vizi;
allora, chi dice che passare
il giorno
è meglio di tutto?

Onesta compagnia
è virtù, e fuga dal vizio.
Compagnia è bene o male
e ogni uomo è libero nella scelta.

Il meglio seguo
il peggio temo.
La mia mente dovrà
seguire virtù;
a fuggire il vizio
mi adoprerò.

Sulla salute di Enrico durante l'infanzia e l'adolescenza non si hanno particolari notizie; si sa invece che nel 1514 ebbe il vaiolo e il morbillo, e nel '16 una malattia non precisata. I dispacci ufficiali sulle sue condizioni di salute cominceranno solo nel 1521 ("Il re è tormentato da febbri, parossismi e dolori di testa"), seguiti dopo sei anni dall'annuncio che soffriva di "gotta a un piede".

Forte di una dispensa appositamente concessa dal papa Giulio II, aveva sposato nel 1509 la vedova del fratello Arthur, Caterina (Catilina), figlia di Isabella e Ferdinando e sorella di Giovanna la Pazza (la legge del Levitico proibiva infatti il matrimonio con la vedova del proprio fratello). Ma dopo aver fallito numerose gravidanze e aver così deluso ogni speranza del re di avere un erede maschio, la bella Caterina dagli occhi celesti venne dopo alcuni anni ripudiata. Del resto il re la considerava ormai inutile anche politicamente, avendola sposata nell'intento di ovviare alla debolezza dell'Inghilterra nei confronti della Francia.

Il re voleva far decretare nullo quel matrimonio sostenendo che nemmeno il papa aveva l'autorità di abrogare quella norma restrittiva della legge del Levitico. E poi, sosteneva, il Signore stesso l'aveva castigato per non averla osservata, facendogli morire cinque figli e impedendo che nascesse l'erede al trono!

In totale, nei primi nove anni di matrimonio la prima delle sei mogli di Enrico VIII partorì più volte. Al primo aborto (una bambina) Enrico rimase deluso e sconvolto: la seconda delusione arrivò un anno dopo (1511), con un figlio morto dopo sei settimane. Seguirono altri due aborti e due nascite di feti morti.

La sola figlia che sopravvisse fu Mary, nel 1516, la futura Maria I Tudor soprannominata "Bloody Mary", Maria la Sanguinaria.

Il re era tuttavia amareggiato ma non addolorato, essendo a quel tempo la mortalità infantile molto elevata, anche tra le famiglie ricche e nella stessa famiglia reale, dove certo non mancavano medici di primo piano. D'altronde la regina era ancora alquanto giovane, e si sperava che avrebbe finalmente generato il tanto sospirato erede.

Ma il tempo passava. A 41 anni, senza che ormai si parlasse più di una nuova gravidanza, ella appariva triste, sfiorita e pallida, con un inizio di insufficienza cardiaca che di lì a poco l'avrebbe resa idropica. E un re gagliardo e intraprendente come Enrico non si lasciava certo sfuggire le conturbanti grazie di quella damigella di compagnia dai capelli corvini e dagli occhi penetranti che rispondeva al nome di Anna Bolena ...

L'attesa dell'erede che Anna stava per dargli fu spasmodica. Più si avvicinava il fatidico settembre (1533) più i pronostici divenivano confortanti: il nascituro era certamente un maschio! Lo assicuravano astrologi, indovini, chiromanti, e gli stessi medici, ancora una volta in perfetto accordo con gli stregoni. C'era anche la protezione del Cielo: durante la pestilenza che due anni prima aveva colpito Londra, Enrico aveva acquistato a caro prezzo una preziosa reliquia, nientemeno che "una lacrima che Nostro Signore ha versato su Lazzaro, conservata da un angelo che l'aveva data, in una fiala, a Maria Maddalena". E s'era assicurato "una fiala del sudore di San Michele quando combatté contro Satana".

Alla trepidazione per l'erede corrispondeva una grande serenità per la futura madre: per i medici, la pietra chiamata "aetite", una concrezione di limonite che si trova nel nido dell'aquila (per questo detta anche "pietra aquilina"), oppure la pelle mutata del serpente, applicate come amuleto sulla coscia della partoriente, avrebbero assicurato un parto oltremodo rapido e senza complicazioni.

In realtà tutto filò liscio. Finché Enrico, che ormai piuttosto grassottello e curvo aveva camminato per ore impaziente su e giù dinanzi alla stanza della moglie, come un qualunque padre in trepida attesa, restò di sasso all'annuncio che il neonato era una femmina. Bella sì, ma irrimediabilmente femmina.

Si precipitò nella stanza della puerpera: "Una femmina! A me! Avrei preferito un figlio cieco, sordo, storpio, ma un figlio. Imbecille, qualsiasi cosa, ma un figlio! Voi m'avete dato una figlia, voi mi svergognerete!". E se ne andò al culmine dell'ira.

Nobili e servitori si passavano l'un l'altro la notizia nascondendosi le labbra con la mano ...

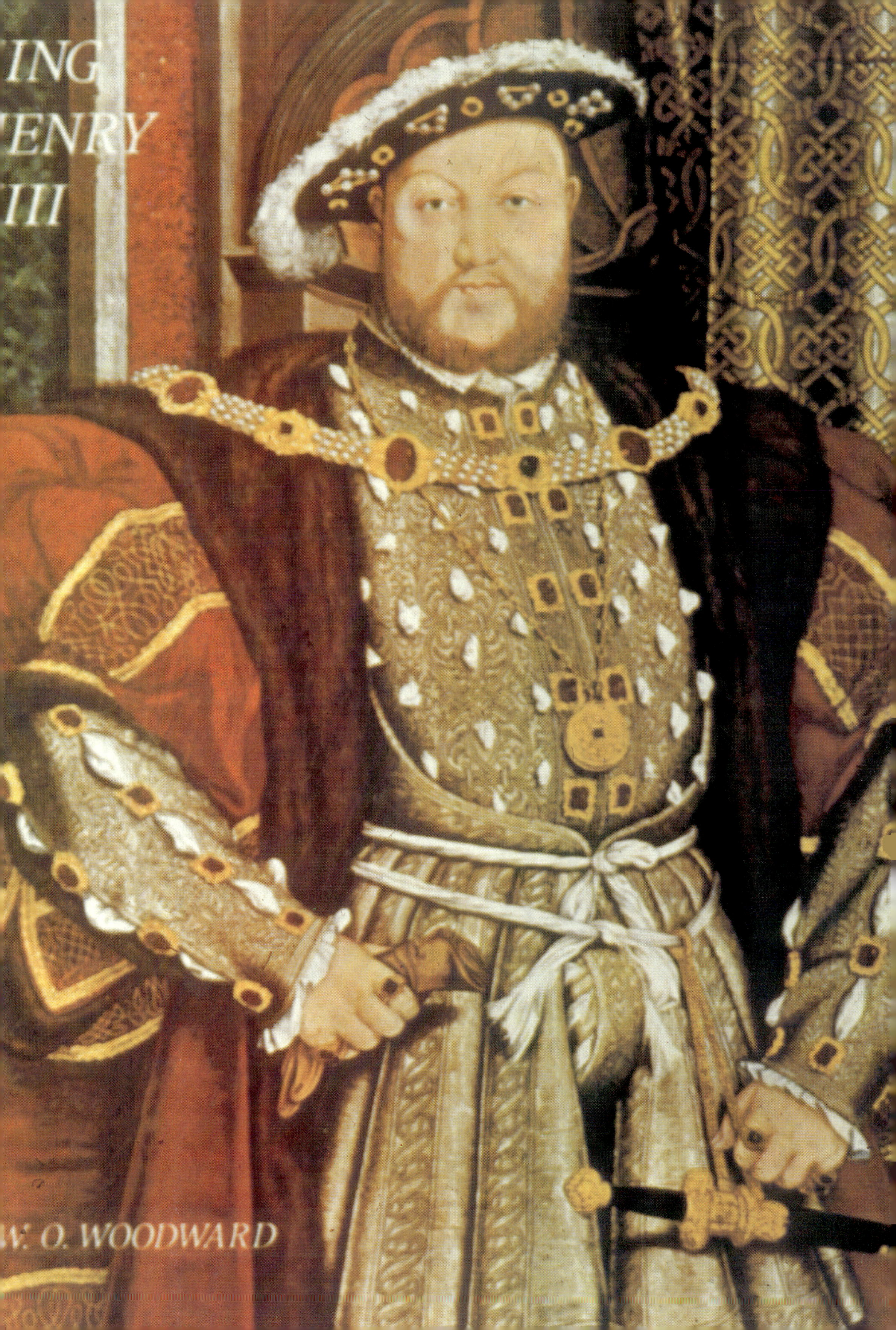
ING
ENRY
III
W. O. WOODWARD

Poi il re ci ripensò e tornò dalla moglie in lacrime, abbracciandola teneramente: “Vorrei mendicare di porta in porta piuttosto che abbandonarvi!”.

Anna guardò rasserenata quell’omone curvo su di lei, che più che il re sembrava “un oste cui vanno bene gli affari”; in fondo amabile, simpatico, anche se perennemente alla ricerca dell’approvazione.

La mancata nascita di un erede maschio aveva ulteriormente annacquato i sentimenti del re verso la seconda moglie. La cosa si complicò quando il 29 gennaio del 1536, all’annuncio che egli era caduto così malamente da cavallo da essere in un primo momento creduto morto, Anna, di nuovo incinta, ebbe un aborto.

Enrico confidò di essere stato attirato in quel matrimonio “da una stregoneria” e di pensare seriamente a una nuova unione. Ma finché la prima moglie era ancora in vita ciò non era possibile.

Così, la notizia che “finalmente” Caterina era morta suonò per lui come una dolce melodia, turbata solo dalle voci sempre più insistenti (e mai completamente smentite) che egli l’avesse avvelenata.

Ora per Anna v’era un’ultima *chance:* partorire un maschio. Ma, proprio il giorno della morte di Caterina, ebbe un ennesimo aborto.

Di lì a poco il re l’avrebbe inviata al patibolo con l’infamante accusa di incesto e adulterio, “avendo dimostrato, dopo essere stata per quaranta mesi

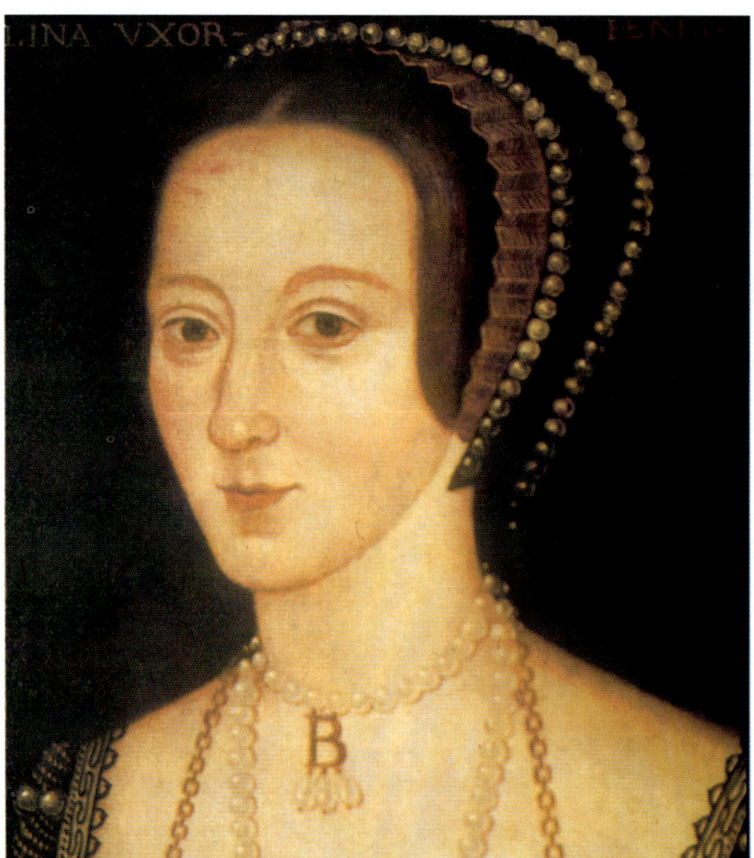

Anna Bolena, la seconda moglie

regina e sposa di Enrico VIII, di disprezzare il suo legame matrimoniale e, con il cuore pieno di malevolenza per il re, succube delle proprie voglie carnali, ella, con linguaggio indecente, doni e altre arti, ha fatto sì che molti gentiluomini familiari del re divenissero suoi amanti e concubini, e che attratti dalla sua vilissima provocazione divenissero suoi intimi".

Solo a partire dal 1529 vengono diramati sistematicamente dispacci ufficiali sulle sue condizioni di salute: sino ad allora esse provengono quasi esclusivamente dalle note degli accorti ambasciatori stranieri, o sono solo notizie chissà come filtrate attraverso le solide mura del palazzo reale. Nulla deve offuscare l'immagine di un sovrano sempre in perfetta salute fisica e morale, perennemente al meglio della sua efficienza.

Così, proprio nel 1529 apprendiamo che il re "si è slogato una spalla", e due anni dopo che "è irrequieto e insonne". Della "gotta" (la cui vera natura è peraltro discussa) si comincia a parlare solo nel novembre del 1532, e nel dicembre si accenna in particolare alle medicine che prende contro i dolori alle articolazioni.

Nel febbraio del 1535 il re "non può concedere udienze perché è affetto da raucedine e cattiva salute". Nel gennaio del 1536 fa una brutta caduta da cavallo mentre partecipa ad un torneo a Greenwich, in grande armatura: viene disarcionato dal duca Suffolk e, dopo essere caduto, il cavallo gli rovina addosso. Resta per due ore senza dare segno di vita. Un incidente del genere l'aveva subìto dodici anni prima, e per un caso non ci aveva rimesso la vita: eccitato dalla nuova armatura, s'era dimenticato di abbassare la visiera e per un caso sfortunato il duca aveva diretto la lancia entro l'elmetto. La caduta danneggia seriamente una gamba del re, dando inizio ad una lunga serie di complicazioni. Solo nel 1537 si comincia a parlare con insistenza delle sue ulcere alle gambe, in occasione del processo a Lord Montagu, accusato di tradimento per aver predetto la morte del sovrano: "Ho sognato che il re era morto. Egli un giorno morirà all'improvviso, lo ucciderà la sua gamba, e allora la gente scenderà in piazza a far baldoria". La stessa sorte capitò a sir Geoffrey Pole, accusato di aver detto che Enrico "aveva un'ulcera che avrebbe fatto orrore a un povero" e che "non sarebbe vissuto a lungo nonostante l'autorità concessagli da Dio".

Le informazioni successive sulla salute di Enrico VIII risalgono al marzo del 1538: oltre che da un raffreddore, il monarca era di nuovo afflitto dai gonfiori e dalle ulcere, tanto che il mese seguente i medici decisero di fasciargli la gamba. Disse al duca di Norfolk: "L'umore si è diffuso nelle nostre gambe, e i nostri medici ci consigliano di non andare molto lontano nella stagione calda". Quelle ulcere l'avrebbero accompagnato tutta la vita, trasformandolo in "un farmacista di se stesso" per il gran numero di unguenti che preparava anche da solo, macinando tra l'altro perle magiche, e che spalmava abbondantemente sulle gambe. Usava a questo stesso scopo l'olio di oliva (altro ne prendeva per bocca contro la stitichezza).

L'aiutava spesso il dottor G. Butts, il quale con un paio di forbici tagliava la calzamaglia, applicandogli poi sulla piaga una spugna imbevuta di alcool e succo di mandragora per attenuare il dolore. Poi applicava un unguento a base di grasso di capra e piombo bruciato.

Nel 1539 il re fu colpito da un forte raffreddore: paventava "che una febbre ricorrente stesse per assalirlo".

Questa volta la predestinata si chiamava Jane Seymour, 25 anni, piuttosto piccola di statura, non proprio bella, la bocca piccola e ben disegnata, la carnagione bianchissima. Era timida, sentimentale, semplice nell'insieme. Il matrimonio avvenne nel 1536, e almeno sulle prime tutto sembrò andare per il meglio. A due mesi dal concepimento fu celebrato in pubblico un *Te deum* di ringraziamento, dando per scontato che questa volta si trattava certamente di un maschio. Il futuro padre aveva 49 anni, e da qualche tempo aveva ormai abbandonato ogni freno, mangiando e bevendo a dismisura. Si era vistosamente ingrassato, tanto che in pochi anni si rese necessario allargare di ben 50 cm il girovita delle armature. Così, mentre a 23 anni la circonferenza al torace era di 106 cm e alla vita di 90 cm, a 49 anni essa corrispondeva rispettivamente a 144 e a 137 cm.

Intanto la gravidanza di Jane procedeva tranquilla. Un giorno ella ebbe voglia di quaglie, e se ne fecero venire a centinaia. Si proibì a chiunque fosse sospetto di qualche malattia di avvicinare la regina.

Poi il grande annuncio: "Alle ore 2 del 12 ottobre la regina ha partorito un bambino di sesso maschile, Edoardo".

Era debole, ma *vivo!* Enrico vide aprirsi dinanzi a sé l'eternità, la continuazione della propria stirpe. Non sapeva che a 17 anni il futuro Edoardo VI si sarebbe ammalato, per morire in poco tempo tutto coperto di pustole, dopo aver perduto i capelli, le unghie, le falangi delle mani e le dita dei piedi, tanto che alcuni dissero che era stato avvelenato dai cattolici, altri dai protestanti.

Festa alla grande in tutto il regno, con esplosioni di giubilo da parte della popolazione.

Ma dodici giorni dopo, Jane, che non si era mai ripresa completamente dal parto, morì. "Per negligenza di coloro che erano intorno a lei - fu annotato - i quali permisero che prendesse freddo e mangiasse tutto quel che voleva".

Le malelingue fecero notare che Jane era stata fortunata due volte: per aver dato al re un erede e per essere morta prima che egli si fosse stancato di lei.

Vere malelingue, dal momento che Enrico riuscì a consolarsi solo due anni dopo, convolando a quarte nozze con Anne, la trentaquattrenne sorella del giovane duca di Clèves. Una donna alta, sottile, di media bellezza (ma con il viso butterato dal vaiolo), dal portamento sicuro, dall'aria risoluta. Invero, quando la vide per la prima volta di persona Enrico "fu preso da tale malcontento e disgusto che fece dietro-front".

Dopo sei mesi il matrimonio non era ancora stato consumato, forse per colpa di lei, incapace di accendere i suoi desideri, forse per un iniziale decadimento del cinquantenne re, ormai gottoso e obeso.

Un matrimonio pressoché platonico, presto annullato. E il popolo, sempre pronto a criticare i potenti, chiamò l'illibata regina "la sorella del re".

ne Howard, la quinta moglie

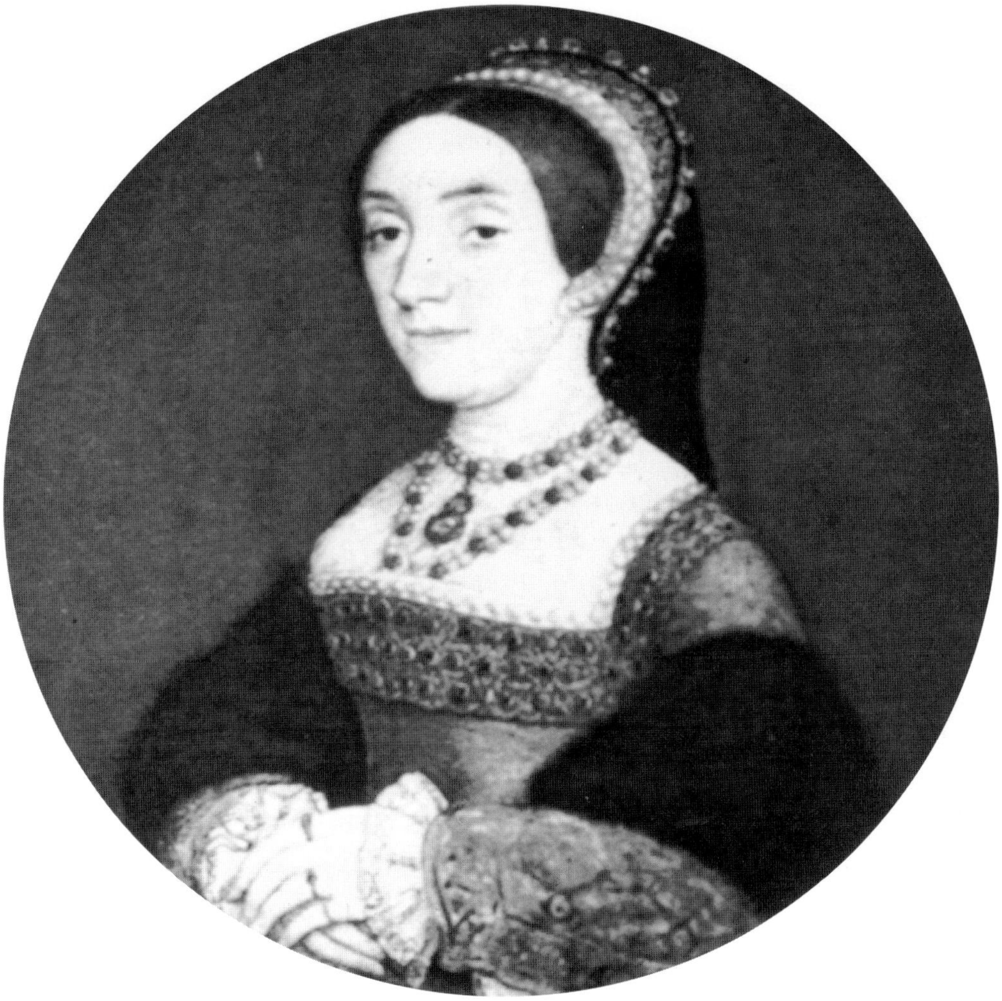

Nonostante che Enrico parlasse di sé come di un “uomo anziano”, i suoi entusiasmi si riaccesero improvvisamente quando gli fu presentata una ragazza non ancora ventenne, Catherine Howard. Il classico colpo di fulmine: il re non riuscì a nasconderle il suo traboccante amore. E pianse di gioia quando ella acconsentì a sposarlo.

Invero, la nuova Catherine gli era stata letteralmente spinta tra le braccia da abili conservatori che fidavano in lei per sostenere le proprie idee presso il re, che stava mostrandosi di tutt’altro avviso.

Catherine recitò bene la parte, accettando di buon grado i favolosi doni e gli immensi privilegi che l’infatuato e obeso consorte dalla barba rossa e rada le prodigava a piene mani. Ma ella non contraccambiava il suo amore. Anzi, se la spassava abbondantemente con i baldanzosi giovanotti che sfarfalleggiavano a corte.

Stava letteralmente scavandosi la fossa. Non passarono infatti sedici mesi che il dossier relativo alle sue scappatelle era divenuto quantomai ponderoso.

Il re lo sfogliò muto, attonito. E la sentenza per chi gli aveva mancato di rispetto non poteva essere che una: la morte.

Catherine fu giustiziata il 13 febbraio del 1542.

Il 22 dello stesso mese ebbe inizio il digiuno quaresimale, durante il quale un fido annotò "la profonda apatia del sovrano e la sua crescente obesità".

Ormai egli appariva vecchio, melanconico, e passava il tempo a sospirare e a lamentarsi. "Cominciò ad usare il bastone".

Aggiungeva l'ambasciatore Chapuis: "Non c'è persona con le gambe peggio ridotte delle sue; quelli che l'hanno visto si meravigliano che non rimanga sempre a letto, pensano che il minimo sforzo possa mettere a repentaglio la sua vita, ma non osano dirglielo".

Forse perché un po' più anziana, ma soprattutto più esperta e più scaltra delle altre mogli, la sesta - Catherine Parr - riuscì a sopravvivere al re, che rappresentava anche il suo terzo marito.

Quando lo sposò (12 giugno del 1542), il decadimento fisico del sovrano, causato in parte dalla politica, in parte da quelle terribili ulcere alle gambe, era già penosamente evidente.

Il suo profondo cambiamento negli ultimi anni fu tale da indurre sin nel secolo scorso gli studiosi a cercare di individuarne le cause. Così nel 1888 A.C. Currie avanzò per primo l'ipotesi che Enrico VIII fosse affetto dalla sifilide, la malattia che da circa mezzo secolo i marinai di Cristoforo Colombo avevano (o avrebbero) importato dal Nuovo Mondo. Un'ipotesi che incontrò subito largo favore tenendo presente l'irrequietezza affettiva e l'intemperanza sessuale del re, al tempo considerate prerogative peculiari di questi malati. Ci fu anche chi supponeva che i figli Elisabeth e Edward, poiché non presentavano segni di lue, non fossero figli suoi ...

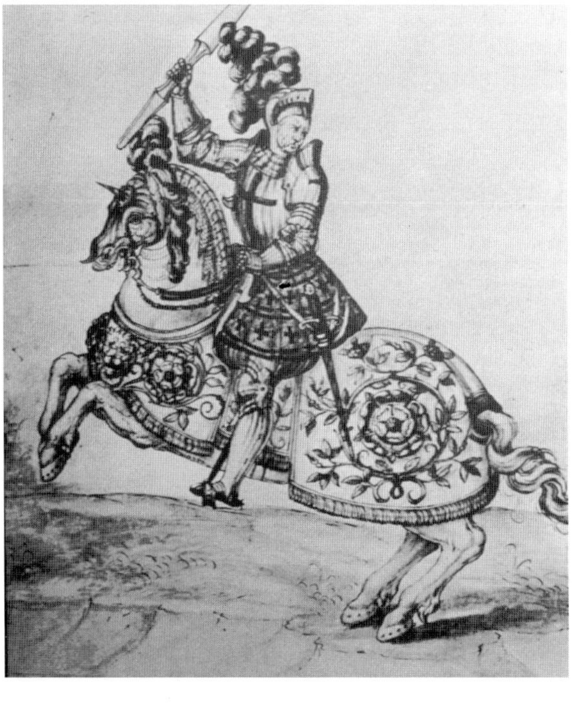

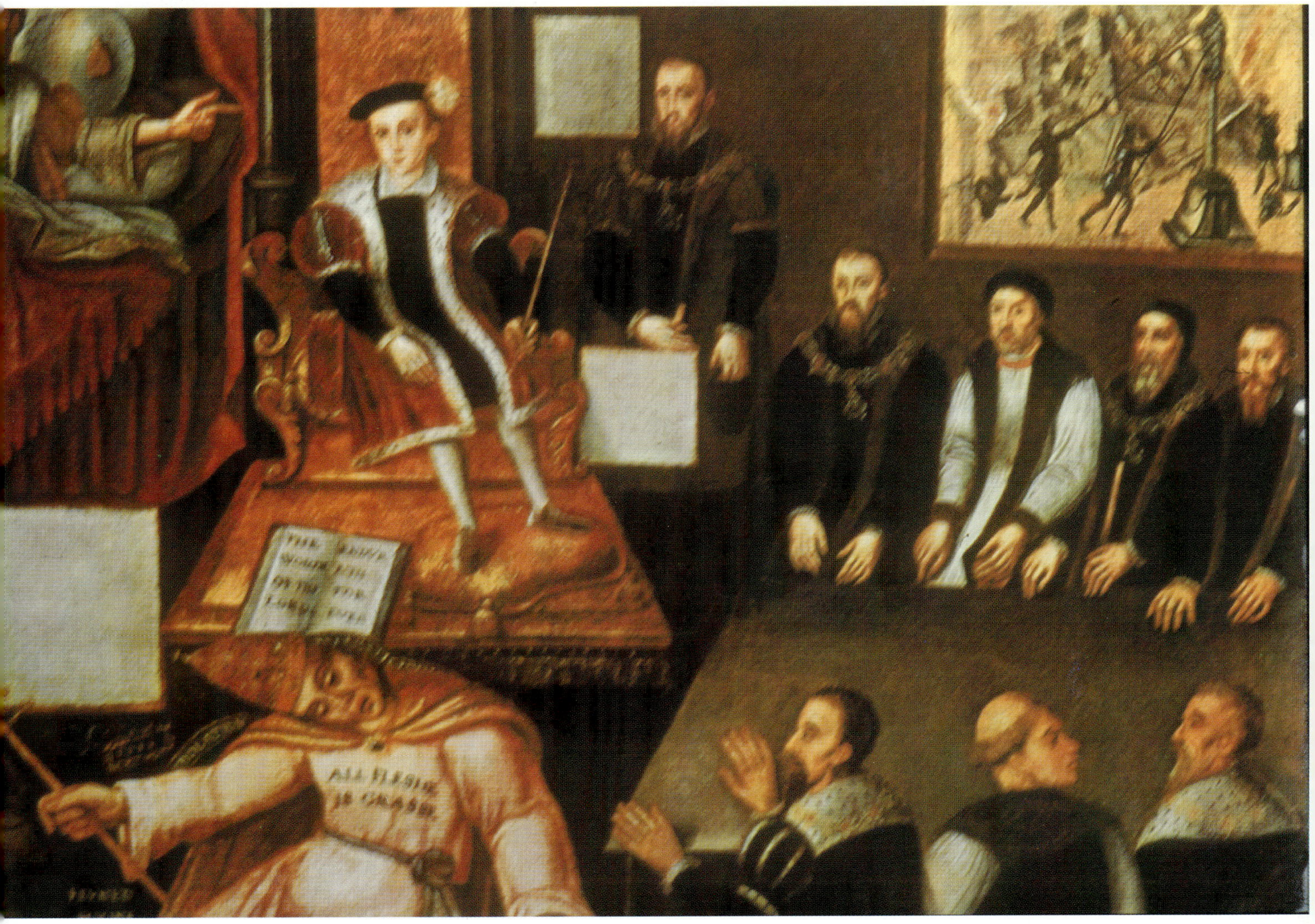

Ma presto arrivarono le smentite: molti studiosi evidenziarono l'assoluta mancanza di prove concrete al riguardo, sottolineando tra l'altro che il re non avrebbe potuto per tanti anni dedicarsi alle attività fisiche e sportive se fosse stato affetto dalla malattia (i sintomi erano molto più gravi e violenti di oggi). Rilevarono inoltre che se i medici di Corte avessero avuto un tale sospetto gli avrebbero certamente somministrato il mercurio, tanto più messi in guardia dalle ulcerazioni alle gambe. Accantonata l'ipotesi dell'infezione luetica, l'attenzione degli studiosi si è spostata quindi su quelle ulcerazioni che da anni erano comparse sulle regali gambe (è da notare che il re andava di frequente soggetto anche ad altri disturbi come raffreddori, stipsi, idropsia, sonnolenza, amnesia, dolori articolari, imprevedibili sbalzi d'umore).

Una malattia potrebbe invero chiarire in modo plausibile e definitivo il problema delle ulcere di Enrico VIII: lo scorbuto, che oggi sappiamo essere causato da una carenza di vitamina C, contenuta soprattutto negli agrumi e nelle verdure fresche.

In realtà, questi erano quasi del tutto assenti dalla dieta reale, in quanto si riteneva che i prodotti della terra fossero esclusivo appannaggio dei contadini e dei poveri mentre soltanto ai nobili era concesso gustarsi le succulente carni.

"Gli inglesi si ingozzano di carne sino all'inverosimile - annotò l'italiano Nicandro Nucio, che visitò la corte di Enrico VIII - e hanno una fame insaziabile di cibo animale; sono ottusi e sfrenati nel loro appetito".

La sintomatologia di Enrico VIII, in particolare le inguaribili ulcere sulle gambe, lascia quindi seriamente pensare che egli soffrisse di una carenza di vitamina C, che fosse cioè affetto da quello "scorbuto" che colpiva di preferenza i prigionieri e i marinai, categorie più frequentemente esposte a diete prive di alimenti freschi. Il solo dato mancante per una diagnosi definitiva di scorbuto è la scarsezza di dati relativi all'evenienza di emorragie, anche superficiali, che accompagnano di solito questa malattia; d'altra parte, però, l'alito fetido del sovrano, così ripetutamente menzionato dagli storici, deporrebbe per un esteso interessamento del cavo orale, con emorragie e necrosi delle gengive.

Tre anni dopo il sesto matrimonio, nel marzo del 1545, Enrico soffrì di "reumatismo e tosse", di coliche e raffreddore. L'anno seguente le ulcere si aggravarono ulteriormente, facendolo piombare in una cupa malinconia. Doveva essere trasportato in lettiga non riuscendo più a camminare. In dicembre fu necessario cauterizzare le piaghe con ferri roventi.

L'edema del viso che notoriamente accompagna lo scorbuto fu più volte notato dai medici di Corte alle palpebre, alla fronte, alle guance e in corrispondenza delle tempie. In un ritratto di Cornelius Matsys fatto nel 1544 il re appare rigonfio alle guance, alla fronte e sotto gli occhi; e in un intaglio in legno dell'anno seguente la sua faccia appare incredibilmente gonfia, come sul punto di scoppiare: l'edema è aumentato e sulle guance sono visibili aree sporgenti simili a piccole raccolte d'acqua.

Dovevano ancora passare alcuni secoli prima che dello scorbuto si conoscessero le cause e i rimedi. Ma già il medico francese di Anna Bolena aveva definito quelle gambe piagate "scorbutiche", e il dottor Mayerne, l'unico medico inglese che usava il termine di "scorbuto", riteneva come tutti gli altri colleghi che si trattasse di "qualche alterazione degli umori".

Enrico VIII morì il 28 gennaio del 1547. Per un po' i medici sperarono di salvarlo. Alla fine, visto inutile ogni tentativo, Anthony Denny, il gentiluomo di camera, ebbe l'audacia di entrare e di dirgli di prepararsi a morire.

Il re giaceva immobile nel letto, il suo volto illuminato dalla tremolante luce delle candele. La lingua era rigonfia; sul comodino una coppa di vino pronta per umettargli le labbra ad un suo cenno, ma egli non aveva più la forza di muoversi. Le gambe erano ridotte a due fredde, immobili colonne. Il viso era divenuto così "orrendo", che alla moglie fu impedito di entrare nella stanza. Quando giunse Cranmer, l'arcivescovo di Canterbury, il re aveva perduto la parola, e poté appena stringergli la mano.

Quello che era stato un uomo dal fisico possente, alto più di un metro e ottanta, corposo al punto da personificare la stessa immagine del potere, era miseramente ridotto nel personaggio che tre secoli dopo Charles Dickens avrebbe definito come “una macchia di sangue e di grasso nella storia dell'Inghilterra”.

Giovanna d'Arco

I MESSAGGERI CELESTI

Agli inizi del 1400 la Francia si trovava in brutte acque, facile preda - dopo la sfibrante guerra dei Cent'Anni - delle mire espansionistiche inglesi. Per di più si erano create in Francia due fazioni in sanguinosa lotta tra di loro: una "nazionalista" e l'altra, sostenuta dai Borgognoni, che appoggiava i soldati di Enrico V d'Inghilterra che avevano conquistato le regioni della Francia a nord della Loira.

Nessuno avrebbe immaginato che una situazione così grave, che minacciava di aggravarsi ulteriormente e di divenire irreversibile, sarebbe stata capovolta nel giro di un paio d'anni da una ragazzina di nome Giovanna (Jeanne) che aveva visto la luce il 6 gennaio del 1412 nel minuscolo villaggio di Domrémy, sulla sponda sinistra della Mosa.

Quarta figlia di Jacques Darc e di Isabelle Romée, contadini del Borroys, Giovanna era una fanciulla così mingherlina e debole da non poter nemmeno aiutare i genitori nei campi; non sapeva né leggere né scrivere, ricamava molto bene ed era molto religiosa.

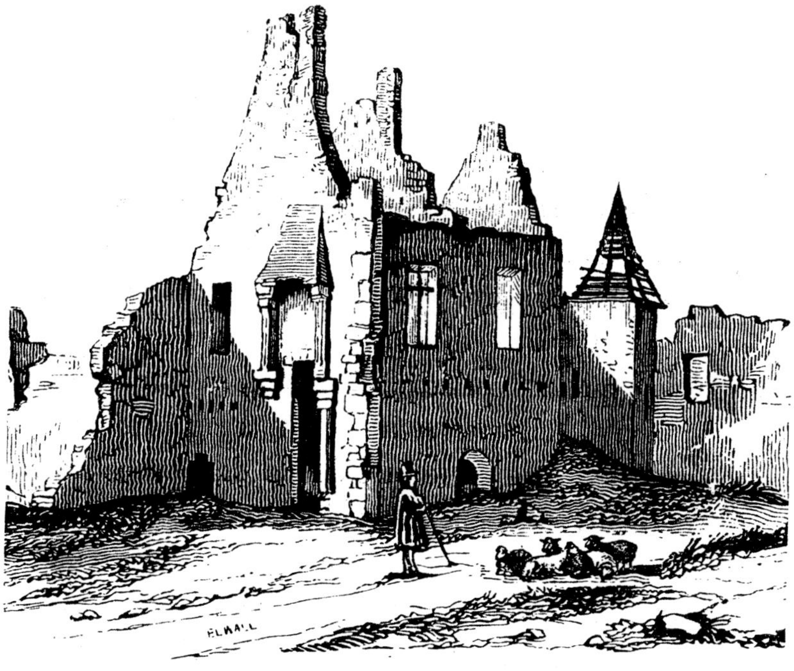

a natale di Domrémy

A dodici anni cominciò a udire delle strane voci di "messaggeri celesti", come lei li chiamava; quegli "angeli" si preannunciavano con una luce abbagliante; e sulle prime la ragazza - invero spaventata - non riuscì a capire il significato di quei messaggi, e ne rimase anzi molto sorpresa. Poi con il moltiplicarsi delle apparizioni (vi prevalevano S. Michele e S. Caterina) capì in modo sempre più netto che in quelle specie di "incontri ravvicinati del terzo tipo" quei visitatori la sollecitavano a lasciare la famiglia per mettersi al servizio della Patria seriamente minacciata dagli invasori inglesi.

Le visioni continuarono per tre anni. Poi, superando la netta opposizione dei genitori, Giovanna decise di seguire i "comandamenti del Cielo".

VA' DOVE TI PORTA IL CIELO

È interessante seguire non tanto gli eventi storici che fecero seguito a questa decisione, quanto la successione e il contenuto delle visioni di Giovanna d'Arco, quali risultano dai ricordi dettati a uno scrivano e dai verbali del processo da lei subìto dinanzi al tribunale dell'Inquisizione.

Questo in quanto la Pulzella d'Orléans non è sfuggita - specie a partire dalla fine dell'Ottocento, quando ebbero inizio le pratiche per la sua canonizzazione - all'attenzione di psichiatri e psicologi, non pochi dei quali si dichiarano oggi concordi nel riconoscere in queste visioni i tipici segni psicotici "dell'epilessia del lobo temporale".

Ma è bene fare prima qualche flash sulla natura di queste visioni, sul modo con cui comparivano e sui loro effetti sulla psiche dell'ingenua giovinetta di Domrémy.

Un giorno d'estate, mentre si trovava nell'orto dinanzi alla sua casa, Giovanna vide "una gran luce alla sua destra, dalla parte della chiesa", e sentì distintamente una voce che la esortava a comportarsi sempre in modo corretto e a frequentare assiduamente la chiesa.

Lì per lì la ragazzina rimase "molto impaurita" (gli storici-psichiatri che si sono occupati del caso fanno notare che uno dei caratteri peculiari dell'epilessia temporale è proprio la paura che inizialmente il soggetto prova dinanzi a questi fenomeni insoliti), anche se in realtà ella aveva già fatto dei sogni premonitori.

Le visioni e le apparizioni si ripeterono con una certa frequenza. Gli angeli apparivano con il capo ornato di ricche corone, ed erano spesso accompagnati da cavalieri che brandivano fiaccole dalla luce accecante. Le voci si manifestavano "proprio nel momento in cui le campane della chiesa battevano i loro rintocchi", e provenivano direttamente da quelli che Giovanna chiamava "i tre consiglieri":

> *Uno di essi rimane sempre con me, un altro mi visita spesso e il terzo è colui dal quale i due ricevono gli ordini.*

I messaggi divennero sempre più impegnativi. Dapprima riguardavano i suoi comportamenti (ella doveva "rimanere vergine sino a quando Dio

Ingrid Bergman è Giovanna d'A
film omonimo di V. Fleming (19

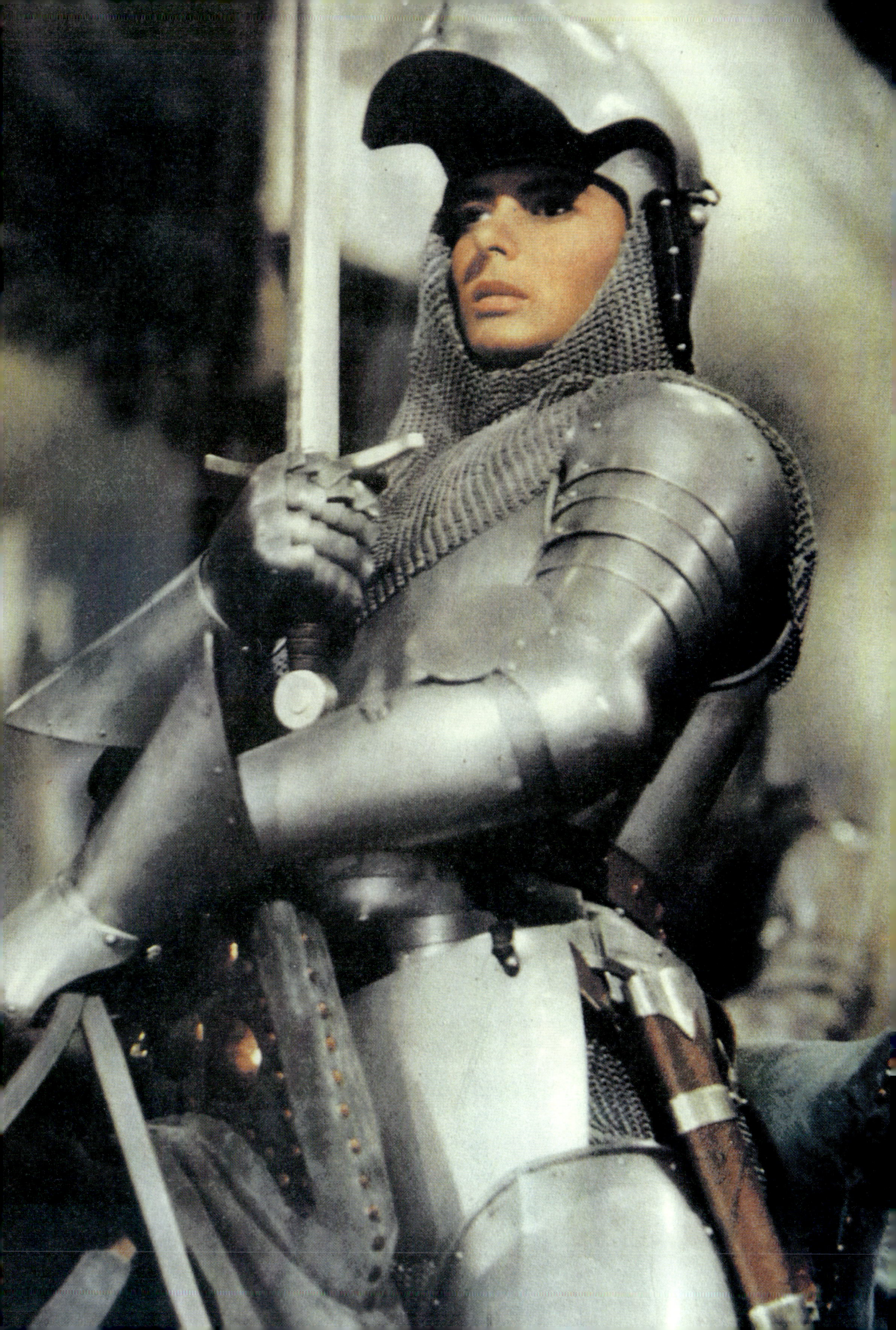

l'avesse voluto", indossare abiti maschili e abbandonare la famiglia per dedicarsi anima e corpo al proprio Paese).

A questi inviti "io risposi... che ero una povera ragazza che non sapeva nulla di armi e di guerre".

In tre anni le voci divennero sempre più insistenti e imperiose, sino ad assumere il carattere di vere e proprie profezie: Giovanna avrebbe liberato Orléans, Carlo VII sarebbe stato consacrato re e gli invasori inglesi sarebbero stati costretti ad abbandonare per sempre il suolo francese.

Parole e profezie di profonda suggestione e di grande impatto sull'immaginario popolare, ma che ai nostri giorni - riferite ad eventi politici attuali - imporrebbero di sottoporre chi le ha pronunciate ad un'accurata e approfondita serie di indagini psichiatriche.

Ma erano altri tempi. Le idee e anche le grandi decisioni risentivano spesso di influenze ispirate alla religione e alla suggestione, ed erano pertanto irrazionali.

Finalmente convinta dalle esortazioni e dai messaggi dei suoi "guardiani celesti", nel 1428 Giovanna decise di abbandonare la propria casa e nel maggio tentò (invano) di farsi ricevere dal sovrano legittimo Carlo VII. Vi riuscì soltanto l'anno seguente, quando, dopo averla a lungo ascoltata, il re acconsentì a che ella indossasse l'armatura e cavalcasse alla testa di un esercito inviato in soccorso di Orléans, da sette mesi cinta da durissimo assedio. Questo però solo dopo aver fatto sottoporre la ragazza, a Poitiers, a un interrogatorio da parte di teologi e prelati, i quali, dopo aver accertato *de visu* la sua verginità, si convinsero anche della sincerità e della veridicità delle sue affermazioni.

LA SCIENZA IN AIUTO DELLA STORIA

Sottoporre a "indagine clinica" una paziente così illustre come Giovanna d'Arco ha sempre rappresentato - nei secoli - un'impresa ardua e quanto mai imbarazzante, specie da parte dei Francesi che la considerano la Santa per antonomasia, l'incarnazione e la radice stessa del loro patriottismo (dall'8 maggio del 1430 la popolazione di Orléans ha ripetuto per secoli il corteo e la processione che avevano accompagnato l'Eroina un anno prima, quando era riuscita a liberare la città dopo sette mesi di assedio).

C'è stato chi ha cercato di liquidare o di eludere il problema della ventilata malattia mentale di Giovanna dichiarando:

> *Giovanna era fisicamente sana. Oltre questo fatto la storia non può andare, e la scelta tra insania e ispirazione divina può essere fatta solo da un'altra scienza.*

La neurologia e la psichiatria definiscono però questa scienza.

Il quesito può essere il seguente: sono l'insania e l'ispirazione divina gli estremi tra i quali risiedono tuttavia varie possibilità cliniche intermedie? È sfuggito qualcosa della giovinezza di Giovanna che riguarda la sua salute?

Si può parlare nel suo caso di un'epilessia temporale che la lega ad altri santi o mistici che hanno presentato gli stessi sintomi?

Senza dubbio, l'ambiente in generale e certi avvenimenti in particolare che hanno luogo nell'adolescenza influenzano profondamente l'evolversi della personalità del soggetto epilettico, indipendentemente dalla comparsa di accessi. Da questo punto di vista i primi anni di Giovanna non offrono elementi (noti) di particolare significato al riguardo.

Ma è interessante considerare quel che avveniva nel villaggio di Domrémy mentre ella stava crescendo, ancor prima che avesse quelle visioni. A quel tempo, bande di saccheggiatori inglesi e borgognoni predavano le contrade, mentre la gente dei villaggi si stringeva ancor di più intorno al re Carlo. Fu in quest'atmosfera che Giovanna, ormai tredicenne, cominciò a udire le voci che le ingiungevano di andare a salvare la Patria.

Non v'è dubbio che questo ambiente influenzò la sua psiche. Proprio come i pazienti di epilessia temporale che vanno incontro a conversioni religiose in circostanze del genere, in lei tutto cominciò verosimilmente con delle allucinazioni, che nella sua mente assunsero nel tempo la forma di un rapporto diretto con Dio.

Ora, basta dare un'occhiata alla psichiatria per rendersi conto di come molte ipotesi prospettate sulla possibile "natura epilettica" di quelle visioni possano tranquillamente collimare con la realtà clinica.

Com'è noto, l'epilessia del lobo temporale è una particolare varietà legata a lesioni organiche di quell'insieme di strutture corticali e sottocorticali globalmente comprese nell'espressione "sistema limbico". Si manifesta a livello sintomatologico con quadri clinici complessi, ma caratterizzati in genere da una rilevante componente di interesse psicopatologico.

Essendo il sistema limbico la principale struttura coinvolta nell'espressione e nei vissuti soggettivi delle emozioni, le lesioni o le alterazioni temporali che la interessano si manifestano solitamente con disturbi a forte connotazione emozionale e coinvolgenti percezioni, attività cognitive e comportamenti più o meno strutturati.

Le manifestazioni delle crisi parziali di epilessia temporale - multiformi - possono interessare di volta in volta funzioni cognitive, affettive, percettive o motorie, oltre che comportare alterazioni di vario grado della coscienza.

Ora, limitando il discorso ai disturbi psicosensoriali piuttosto tipici di questa forma e nei quali potrebbero essere riconosciuti alcuni elementi peculiari della "storia clinica" di Giovanna d'Arco, va sottolineato che nelle crisi temporali sono frequenti i vissuti allucinatori, per lo più rappresentati da allucinazioni visive e uditive, più di rado olfattive.

Scrive P. Pancheri nel famoso *Trattato Italiano di Psichiatria*: "È tipico il fatto che durante questi accessi il paziente si sente al tempo stesso oggetto e soggetto, cioè spettatore e protagonista della scena allucinatoria... Altra caratteristica di queste allucinazioni è la loro frequente vividezza percettiva... che spesso si accompagna ad ansia e paura. Talvolta sussiste tendenza ad adottare comportamenti o ideazioni di tipo etico o religioso, con modalità particolarmente intense o rigide". Tutti caratteri che, come si è visto, non sono affatto estranei alla vicenda di Giovanna d'Arco.

Proprio come lei non sono pochi i pazienti che - ricevuti "i messaggi di Dio e della Vergine Maria" - si sono votati al digiuno e alla castità. E di lei è anche tipica la compulsione irrefrenabile ad obbedire ai suggerimenti celesti, primo tra tutti quello di abbandonare i genitori contro la loro volontà:

> *Poiché Dio mi ha comandato devo andare. Se avessi avuto cento padri e cento madri, andrei ugualmente.*

Resta poi sempre in primo piano "l'ossessività" con la quale ella intraprende e porta avanti la propria missione, emblemizzata nella scritta che campeggia sul suo stendardo: JHESUS MARIA.

Questo comportamento viene talvolta paragonato a quello di pazienti che vanno nella via recando cartelli con su scritto: *Preparati a incontrare Dio.*

Senza contare la sua determinazione durante le battaglie, quando - ciecamente seguendo la propria spinta emotiva - impartisce ordini in aperto contrasto con quelli degli ufficiali.

QUALCHE DISSENSO

Vi sono però - ovviamente - i detrattori di queste teorie, i quali obiettano, ad esempio, che nel caso di Giovanna manca un elemento piuttosto peculiare dell'epilessia temporale: l'*ipergrafia*, cioè la tendenza compulsiva a scrivere note, lettere, documenti dettagliatissimi, puntigliosi, infarciti di particolari il più delle volte superflui.

A questa obiezione vengono contrapposti due argomenti: l'ipergrafia costituisce un elemento incostante e non primario dell'epilessia temporale; la ragazza di Domrémy non sapeva né leggere né scrivere, anche se trovò il tempo di dettare a uno scrivano i suoi pensieri e i suoi ricordi.

Gli obiettori della teoria epilettica tendono altresì a sottolineare che non è sufficiente un'infatuazione provocata da scariche provenienti dal lobo temporale per far vincere una battaglia ad una povera ragazza ignorante, che nulla conosce di strategia e di arte militare.

Ma anche a questa obiezione si controbatte che uno degli attributi di tali pazienti è proprio quello di interagire in modo sorprendentemente efficiente con gli altri nonostante la loro impreparazione. E Giovanna ben sapeva che cosa "gli altri", cioè il suo popolo, si aspettavano da lei. Tanto da autoproclamarsi "salvatrice della Patria".

PROFEZIE CHE SI AVVERANO

La fortuna, almeno sulle prime, non le volse le spalle.

Il suo arrivo sotto le mura di Orléans ribaltò letteralmente la situazione.

I Francesi, ormai demoralizzati dinanzi alle incalzanti vittorie delle truppe di Enrico V (poche centinaia di Inglesi bastavano a metterne in fuga migliaia) rimasero folgorati dalla Pulzella che cavalcava superba e fiera nella sua smagliante armatura. Si convinsero all'istante che Dio aveva riservato loro un nuovo vittorioso destino e presero a battersi da eroi.

Così l'8 maggio del 1429 costrinsero gli Inglesi a togliere l'assedio alla città. A questa seguirono altre folgoranti vittorie, finché il 17 luglio Carlo VII fu trionfalmente consacrato Re nella splendida Cattedrale di Reims.

Ma subito dopo egli impose di rallentare le campagne militari. E solo nella primavera del 1430 la Pulzella poté marciare su Compiègne minacciata dagli anglo-borgognoni.

Le truppe che riuscì ad ottenere erano evidentemente inadeguate, tanto che il 24 maggio cadde nelle mani di Giovanni di Lussemburgo, condottiero al servizio del duca di Borgogna, per essere poi ceduta agli Inglesi ad un prezzo strabiliante.

Il Re non mosse un dito per cercare di salvare l'eroina di tante battaglie, anche quando ella fu tradotta a Rouen per comparire dinanzi a un tribunale dell'Inquisizione presieduto dal vescovo di Beauvais.

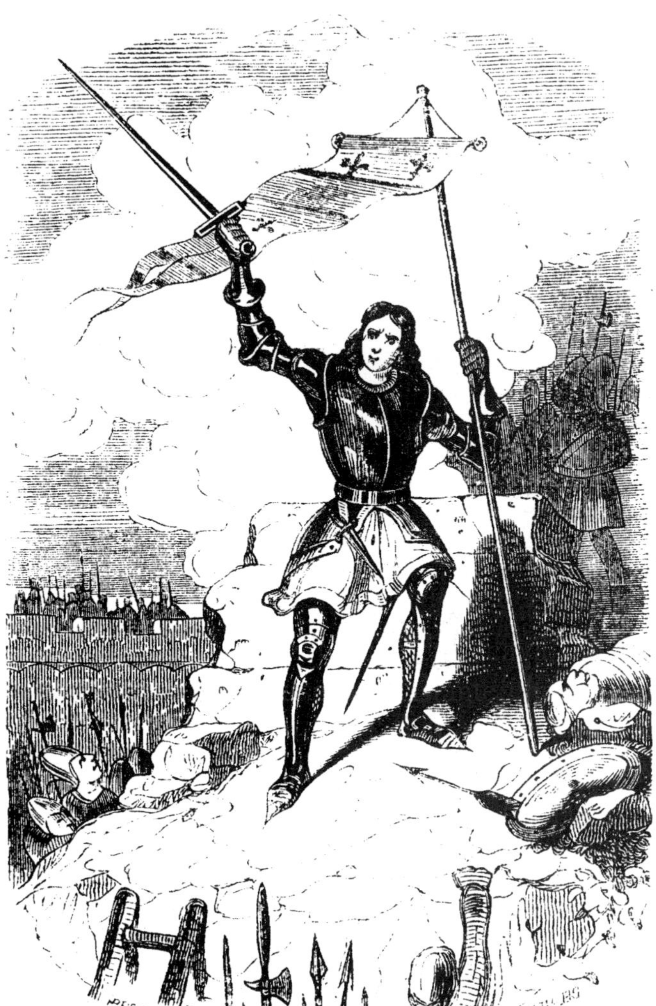

Dalle risposte date da Giovanna in istruttoria, i giudici trassero dodici argomenti di contestazione, che sottoposero ai teologi e ai giuristi dell'Università di Parigi, i quali dichiareranno poi Giovanna "*strega e lettrice di destino, indovina, falsa profetessa, evocatrice e scongiuratrice di spiriti maligni, superstiziosa, implicata nelle arti magiche, malpensante sulla fede cattolica, scismatica, incredula e smarrita sull'articolo* Unam Sanctam *e su diversi altri articoli della fede, sacrilega, idolatra, apostata della fede, maldicente e malfacente, bestemmiatrice verso Dio e i Santi, scandalosa, sediziosa, turbatrice e nemica della pace, suscitatrice di guerre, crudelmente assetata di sangue umano e propugnatrice del suo spargimento, completamente e spudoratamente dimentica della decenza e del riserbo del suo sesso, ridotta all'abito infame e alla condizione degli uomini d'arme, per questi e altri motivi ancora abominevole a Dio e agli uomini, prevaricatrice delle leggi divine e naturali e della disciplina ecclesiastica, seduttrice dei principi e della gente umile, disposta e consenziente (a ingiuria e disprezzo di Dio) ad essere venerata e adorata, dando le proprie mani e i propri vestiti da baciare, usurpatrice degli omaggi e del culto divino, eretica e almeno fortemente sospetta d'eresia*".

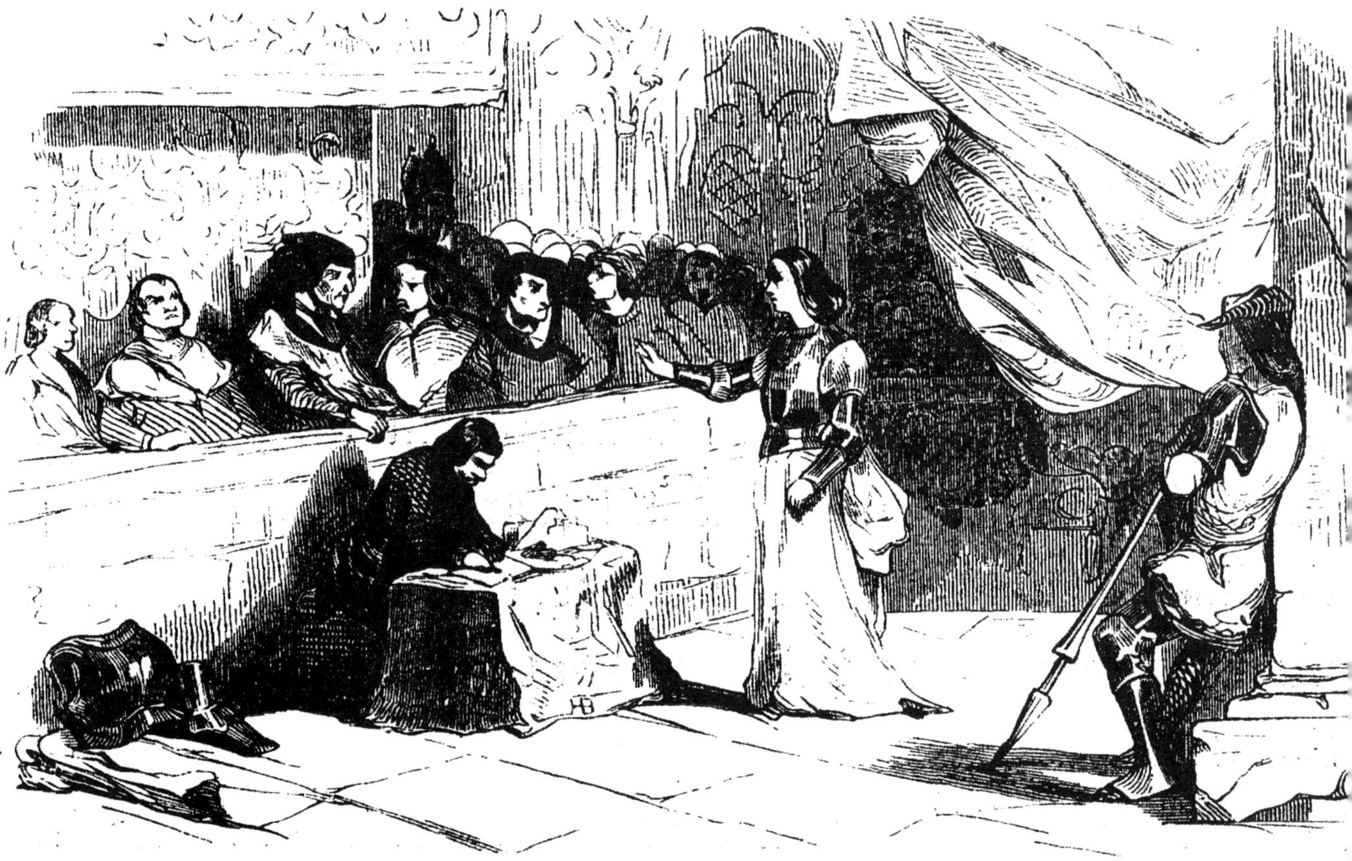

Il tentativo di evasione dal castello di Beaulieu-en-Vermandois fu considerato come un mancato suicidio, il che aggravò ulteriormente il giudizio degli inquisitori.

QUESTIONI DI SESSO

Tra le accuse mosse alla Pulzella di Orléans figurava anche quella di "rifiuto del proprio sesso".

Viene allora da chiedersi come può essere inquadrato questo aspetto nella sua patografia. Può entrarci anche questa volta l'epilessia temporale?

Un primo punto è che Giovanna ben sapeva della profezia popolare secondo la quale la Francia sarebbe stata "salvata da una vergine". Donde la necessità e la determinata scelta di mantenere la propria verginità finché la sua missione non fosse stata compiuta. Inoltre ella insisteva a vestire abiti maschili non solo per dimostrare che era "diversa" dalle altre donne e che poteva quindi permettersi certi comportamenti, ma forse anche proprio per mortificare il proprio corpo, per evitare tentazioni e scoraggiare quelle altrui. Una rinuncia aperta e deliberata alla propria femminilità.

Un evento importante in merito alla sessualità repressa di Giovanna potrebbe riguardare l'epoca di inizio dell'epilessia. Secondo gli esperti, "se essa inizia prima della pubertà, i normali interessi sessuali possono non fare la loro comparsa".

Giovanna può non fare eccezione a questa regola; anzi ciò l'aiuta a seguire un comportamento conforme al modello di vita che ha programmato.

Ella proibiva qualsiasi atto "profano" in sua presenza e cercava di evitare ogni situazione che avesse in qualche modo a che fare con il sesso.

È stato affermato: "Queste pazienti sembrano diverse perché sentono in modo diverso; di conseguenza, tendono a sottrarsi ai normali rapporti sociali. E almeno dal punto di vista sessuale, le tendenze di Giovanna erano quantomeno ambivalenti; nessun uomo ha ammesso di aver provato attrazione carnale verso di lei, quasi convinto che "ella veniva da Dio".

Comunque un comportamento analogo può essere oggi riscontrato in molti pazienti di epilessia temporale che hanno raggiunto la pubertà prima degli attacchi.

Come si sa, dopo l'abiura e la sua pronta ritrattazione, Giovanna d'Arco fu arsa al rogo nella piazza del Vecchio Mercato di Rouen, il 30 maggio 1431.

Un'eroina, una santa, o semplicemente un'epilettica?...

Non è proprio indispensabile emettere l'ardua sentenza.

Qui preferiamo più romanticamente ricordarla avvolta nella leggenda, come ad esempio nell'episodio del soldato inglese che avrebbe visto la sua anima salire in cielo tra volute di fumo e vorticar di faville, o nel racconto popolare narrante che in mezzo alle sue ceneri prudentemente fatte disperdere dagli Inglesi nelle gelide acque della Senna era stato trovato il suo cuo-

sso di Rouen

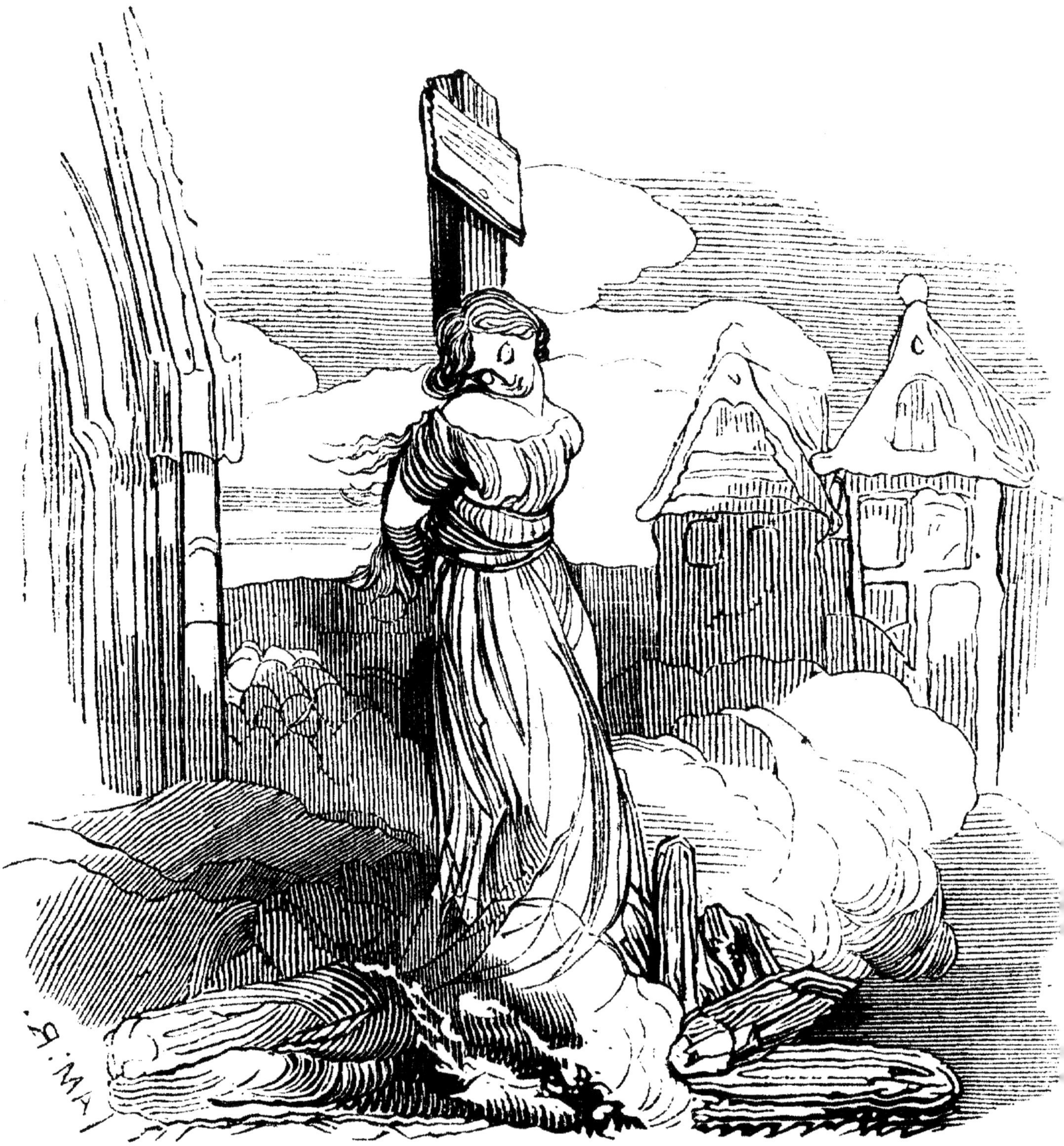

re intatto, "ancora palpitante di sangue". Secondo alcuni testimoni, in soccorso di Giovanna sarebbero discesi gli angeli, che all'ultimo momento l'avrebbero liberata dal martirio; ci fu anche chi giurò di averla vista correre libera per le campagne della Normandia.

Oppure ci piace evocare con simpatia la frase con cui, durante il processo, raggelò l'ironia di un inquisitore. Questi le chiese beffardo in quale lingua gli angeli si rivolgessero a lei.

Giovanna gli rispose senza batter ciglio: "In un francese decisamente molto migliore del Vostro".

Franz Liszt

L'ABATE DALLE DITA D'ORO

In italiano suonerebbe Francesco Farina. Ma essendo ungherese (era nato il 21 ottobre 1811 a Rauding) si chiamava Ferencz Liszt, per gli intimi Putzi.

Tutti lo conobbero però con il nome austriaco di Franz.

Sarebbe vissuto a lungo, per quasi settantacinque anni (allora la vita media era sulla quarantina), abbastanza in buona salute; ma da piccolo nulla lasciava presagire per lui qualcosa di buono in quanto fragile e sempre malaticcio, spesso preda di febbri e convulsioni, tanto da farlo considerare epilettico. Una volta, in seguito alla vaccinazione antivaiolosa (introdotta da poco), ebbe una grave reazione e fu dato per morto; il falegname del villaggio stava costruendo la sua bara quando l'andarono di corsa ad avvertire che Franz "era risorto".

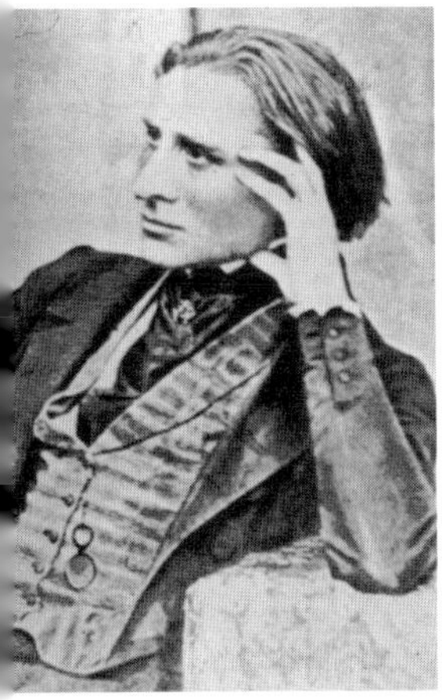

Il padre Adam, contabile della favolosa proprietà del principe Esterhazy, fu per il piccolo promettente musicista quel che era stato il padre di Mozart, una sollecitazione continua ad esibirsi come *énfant prodige* dinanzi al pubblico: il primo concerto al piano lo diede a cinque anni, a undici suonò per principi e ricevette il primo contratto di lavoro. Con i primi successi Adam lasciò il suo impiego di amministratore per investire ogni risparmio sul figlio. A Vienna lo affidò ai due massimi esponenti della musica del tempo: Czerny, allievo di Beethoven, e Salieri, sul quale pesava ancora ingiustamente l'accusa di aver avvelenato l'ancor giovane Mozart.

Franz non ebbe gioventù. Non giocò mai a palla in strada con gli altri ragazzi, né prese mai parte alle allegre brigate. Sin da bambino il suo mondo furono le carrozze, i salotti, i concerti, gli adulatori; il suo solo ideale, "quello di diventare come Beethoven". Il *Tantum ergo,* il suo primo pezzo musicale, ora perduto, lo scrisse a dieci anni; a dodici compose un'opera in un atto, *Don Sanche,* che riscosse tuttavia scarso successo a causa del mediocre livello del libretto. Aveva soltanto dodici anni quando un critico parigino parlò di lui come "l'ottava meraviglia del mondo". Poi, una dopo l'altra, Parigi, Stoccolma, Monaco, Strasburgo; a Londra, Re Giorgio IV restò senza parole al cospetto di quel piccolo mostro di bravura.

Ma il successo costa caro, soprattutto ad un giovane che come lui non si risparmiava e non badava alla fatica degli spossanti viaggi di allora. Un giorno, aveva 24 anni, mentre suonava a Parigi svenne in pieno concerto; alcuni dissero per coinvolgere emotivamente il pubblico e dimostrargli effettivamente quale fosse il proprio impegno, ma in realtà perché stremato dalle fatiche e dall'emozione.

A Bonn lo colse un ittero, forse un'epatite infettiva.

Ma più che da qualche bacillo o virus il suo fegato era minato da un veleno ancor più subdolo: l'alcool.

Nei primi anni della gioventù Liszt s'era limitato a bere sino appena al limite della tolleranza; ma poi era arrivato a consumare anche una bottiglia di cognac al giorno.

Il tutto condito da una non meno sfrenata passione per il caffè e da una buona dose di tabacco, che avrebbe avuto un ruolo non di secondo piano sul suo cuore.

A proposito di cuore. Nonostante la frenetica attività artistica il concertista rimaneva pur sempre un uomo, e l'ambiente che lo circondava era prodigo di belle donne, incapaci di resistere al suo fascino e alla sua musica. Invero, appariva come un tipo un po' allampanato (era alto 1 metro e 80), con la fronte ampia, il lungo naso affilato, gli occhi ardenti, i capelli vellutati, le spalle strette. Altra caratteristica (lo documentano i ritratti) erano le piccole macchie cutanee, nel suo caso definite "grani di genio", che compaiono non di rado sul viso e sul dorso delle mani nelle persone di mezza età; un giornalista romano scrisse che la bravura del compositore aumentava col crescere dei suoi *molles naevi.*

La prima a farlo cadere pericolosamente nella rete fu la contessa Marie d'Agoult, una ventunenne già sposata e madre di tre figli. La passione fu immediata e devastante e visto impossibile ogni tentativo di separarsi se ne andarono a convivere a Ginevra, Franz dedicandosi sempre meno ai concerti e sempre più alla composizione (sono di questo periodo le *Consolations,* i *Nocturnes,* le *Harmonies* e le *Legendes)* e a Marie. Avranno tre figli: Blandine, Cosima (che sposerà Wagner) e Daniel.

Dopo il ritorno a Parigi, saranno (nel 1839) a Roma, a Lucca e a Firenze. Si separeranno poco dopo la nascita del terzo figlio.

Se fosse davvero esistito un "Ospedale degli Illustrissimi", Liszt ci sarebbe entrato piuttosto tardi, anche se a dire il vero i problemi di salute non gli mancarono. La data del suo ingresso, magari anche solo come paziente saltuario, la si potrebbe fissare al 1880, quando il cuore cominciò a fare seriamente i capricci, evidenziando un'insufficienza cardiaca con congestione del sistema venoso, che gli rendeva il respiro difficile e le gambe rigonfie ("idropiche", si diceva) e gli dava anche qualche fitta al petto.

Altro problema era la cataratta, che già al suo insorgere gli creò non poche difficoltà nella lettura e nella scrittura delle note, aggravata da una forte presbiopia e da una forma di ectropion, un rovesciamento verso l'alto del margine palpebrale che ne scopre la congiuntiva.

Proprio come Monet, Liszt paventava tremendamente l'intervento chirurgico, giudicandolo oltretutto inopportuno e pericoloso a causa dell'età inoltrata e della sua cronica debolezza fisica.

Negli ultimi tempi fu visitato da uno dei più noti oculisti dell'epoca, Alfred Karl von Gräfe, il quale constatò che la cataratta, inizialmente nell'occhio sinistro, si era estesa anche al destro, e che il visus era così compromesso da consentire al musicista di percepire soltanto il movimento delle mani e la luce. Ma un po' i timori del paziente, un po' la considerazione dei reali rischi operatori da parte del medico sconsigliarono l'intervento che non fu mai intrapreso.

Nonostante la debolezza fisica che lo accompagnava sin dalla giovinezza, Liszt continuava imperterrito la propria attività di compositore e di concertista.

Già dall'infanzia si sentiva chiamato ad essere il mediatore tra il passato e l'avvenire, facendo rivivere ai grandi compositori del presente - nella sua qualità di esecutore - i grandi del passato. Sospinto da questo sacro fuoco, aveva allargato i propri orizzonti ad altri campi: "Sono quindici giorni che il mio spirito e le mie dita lavorano come due dannati: Omero, la Bibbia, Platone, Locke, Byron, Hugo, Beethoven, Bach, Mozart, Weber sono tutti intorno a me. Io li studio, li medito, li divoro con furore ...".

Ma in quegli anni di attività fisica e spirituale così convulsa aveva sempre trovato il tempo di rifugiarsi in chiesa a pregare, pervaso da una profonda religiosità e da struggenti crisi mistiche.

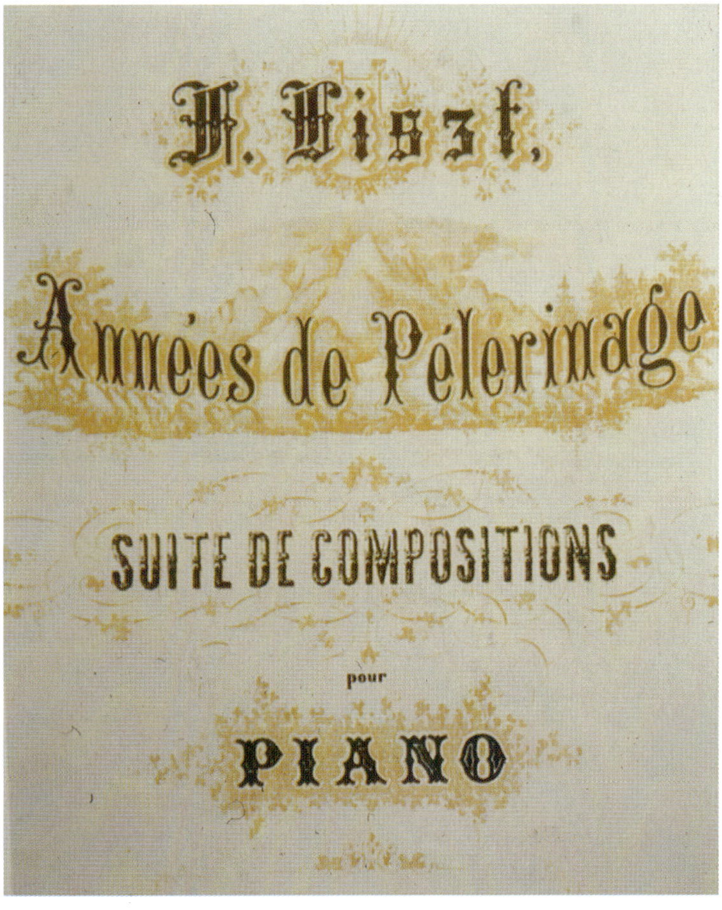

Dopo la separazione da Marie d'Agoult, Franz se n'era tornato tutto solo in Ungheria, idolatrato come un eroe nazionale. Qui compose le famose *Rapsodie ungheresi*, attingendo a piene mani dalla musica popolare, e diede inizio al *Secondo concerto per pianoforte*. Le sue dita sembravano magiche, dotate di una mobilità eccezionale, dando l'impressione che non toccassero i tasti ma che ne estraessero i suoni come per un fenomeno di magnetismo. Era ormai famosissimo; le capitali si contendevano i suoi concerti, coniavano medaglie in suo ricordo e alcuni invasati arrivarono a strappare le corde del pianoforte per conservarle come reliquie.

Proprio in occasione dell'esecuzione di un *Pater noster* (febbraio 1847) in una chiesa di Kiev gli fu presentata una signora che era riuscita ad acquistare a caro prezzo l'ultimo posto libero disponibile in sala: la principessa Caroline Sayn-Wittgenstein, trent'anni, infelicemente sposata, scrittrice, anch'ella pervasa come lui da una profonda religiosità. Religiosità che non le avrebbe tuttavia impedito di abbandonare il marito per andare a vivere con il compositore.

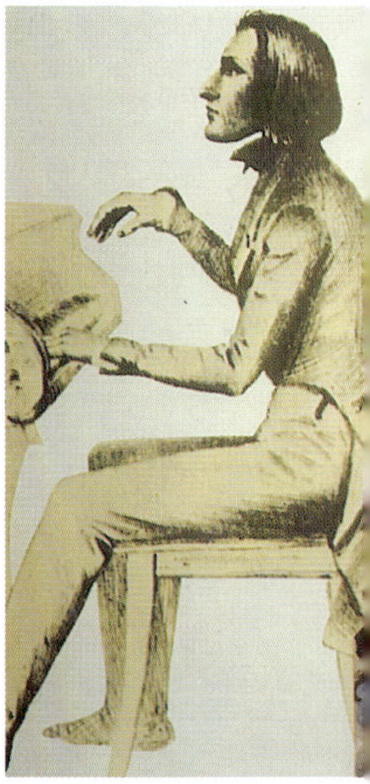

Liszt al piano, in una stampa d'

A dividere i due c'era però il matrimonio di lei, che la Chiesa non intendeva assolutamente sciogliere, e l'atteggiamento sempre più mistico di lui, che si dichiarava ormai apertamente "francescano", pronto a indossare l'abito talare.

Da un lato Liszt, che sublimava l'amore dedicando i suoi primi poemi sinfonici, *Faust Synphonie* e *Dante Synphonie*, "a colei che resta la preghiera vivente e il cielo della mia anima: Caroline"; dall'altro costei, che non si accontentava solo delle parole. E mentre il compositore se ne andava a Weimar con un contratto di Maestro di Cappella che gli avrebbe consentito di comporre senza più problemi economici, Caroline smuoveva mari e monti, persino lo Zar di Russia, per ottenere l'annullamento e poter sposare il sua Franz e andando addirittura a stabilirsi a Roma, dove contava appoggi in un genero che era divenuto Elemosiniere in Vaticano.

Nei quindici mesi di lontananza, ad onta delle infuocate lettere d'amore tra i due amanti, Franz maturò la decisione di farsi prete: "Questa era la mia vocazione: l'ho avvertita dall'età di sedici anni, ha sempre inondato con la sua gloria tutta la mia anima" (in questo periodo compose i *Salmi*, 1859, la *Messa a quattro voci*, la *Leggenda di Sant'Elisabetta*).

Ma l'idea del matrimonio era ancora nell'aria. A Roma, nella chiesa di S. Carlo al Corso, i due trascorsero una notte nella spasmodica attesa dell'assenso papale. Ma all'alba arrivò trafelato un messo: il matrimonio non si poteva fare.

Per i due "amanti mistici" la situazione divenne piuttosto ambigua: vivevano in due stanze separate ma assai vicine tra loro, frequentando i migliori salotti della capitale popolati di alti prelati; Caroline fumava enormi sigaroni, mentre Franz deliziava al piano i presenti con le sue esecuzioni.

Queste s'erano affinate con il tempo; ma il proverbiale virtuosismo s'era decisamente appannato. Colpa in gran parte di un'osteoartrite che aveva colpito le mani. Secondo testimoni oculari, con la mano destra Liszt non riusciva più a prendere la "decima" (cioè un tasto con il pollice e nove tasti più in su con il mignolo), mentre in gioventù suonava con grande disinvoltura il *Concerto per pianoforte* di Henselt (un musicista tedesco suo contemporaneo) che richiede l'estensione delle dita sino alla "dodicesima". L'attento esame delle fotografie fatte nel 1886 alle mani del musicista rivela la presenza di "noduli di Heberden" (piccoli noduli duri, situati di solito a livello delle articolazioni delle dita, dovuti a calcificazioni delle cartilagini articolari), tipici appunto di questa malattia.

Un critico testimonia che Liszt, per compensare la cecità e l'osteoartrite, teneva le mani molto aderenti alla tastiera, in contrasto con la posizione adottata negli anni del massimo virtuosismo giovanile. La malattia interessava anche l'articolazione dell'anca e il musicista zoppicava sia per questa ragione che per "l'idropsia" (cioè l'edema) che aveva colpito i piedi.

Per dissimulare agli occhi del clero la relazione con Caroline, egli s'era ritirato nel chiostro della Chiesa della Madonna del Rosario, sulla via Trionfale, sita allora fuori Roma, ma attualmente completamente inglobata nell'area urbana. Ormai la sola cosa che lo distingueva da un vero prete era la bianca camicia che si stagliava sopra la lunga tonaca nera che s'era fatto confezionare da uno dei migliori sarti romani.

Caroline cominciò a chiamarlo in pubblico "San Liszt" e arrivò a dedicargli una cappellina nella sua casa molto simile a un santuario. E quando arrivò la notizia che suo marito era morto, di comune accordo i due rinunciarono a sposarsi. L'insolita amante seguirà il suo "santo" quando questi prenderà gli ordini religiosi ricevendo la tonsura in Vaticano dopo aver trascorso i regolamentari tre mesi di noviziato al convento dei Lazzaristi.

Il musicista era finalmente diventato *abate* in tutto e per tutto, con tanto di fibbie d'argento alle scarpe e di decorazioni, con il collare da ufficiale e i bottoni di madreperla sulla tonaca. Per i maligni, solo un'altra trovata per farsi pubblicità...

Nonostante le non invidiabili condizioni di salute, fece altri viaggi di lavoro a Parigi, Budapest, Praga, Weimar. Era un uomo alto, spettrale, il naso ancor più affilato, gli occhi sempre più intensi, i capelli bianchi lunghi sino alle spalle; gli restavano soltanto pochi denti e la mandibola s'era abbassata. Era divenuto un fumatore incallito di Havana e accendeva la pipa tra una sigaretta e l'altra, anche di notte, durante il lavoro e mentre dava lezione.

La causa immediata della morte che lo colpirà a Bayreuth, dove s'era recato per il Festival Wagneriano, fu con tutta probabilità la pleuropolmonite destra che s'era preso durante il viaggio in treno, dove due fidanzatini s'erano rifiutati di chiudere il finestrino, come lui aveva chiesto perché sentiva freddo. Ma è stata soprattutto la malattia di cuore a contrassegnare l'ultima fase della sua vita, con almeno un episodio di ischemia cerebrale transitoria.

Un'insufficienza del cuore destro, come si è detto, con edema polmonare cronico. Questa non allegra situazione era, nel caso di Liszt, aggravata da un aumento del colesterolo nel sangue (non v'erano metodi per determinarlo, ma la presenza di un "arco senile", cioè di un anello di depositi di colesterolo intorno alla cornea del musicista, lo lascia seriamente supporre), a sua volta favorito dalle abbondanti libagioni alle quali egli era dedito sin da ragazzo. Ma se da ragazzo riusciva in qualche modo a tollerare i liquori e a misurarne il consumo, specie negli ultimi anni della sua vita quest'abitudine divenne incontrollabile. Al punto da preoccupare i suoi allievi, che lo trovarono spesso in preda ai fumi dell'alcool.

Questo eccesso deve aver contribuito a compromettere sempre più la funzione epatica, e, di conseguenza, ad aggravare la già precaria situazione cardiaca.

Nel 1886, anno del suo decesso, il musicista preconizzava a Capodanno: "Questo sarà l'anno della mia morte, comincia di venerdì, e di venerdì cade il mio compleanno" (21 ottobre).

Il giorno dopo aver ascoltato, febbricitante, il *Tristano e Isotta* si mise a letto. Al medico non ci volle molto per formulare la diagnosi di broncopolmonite. La morte sopravvenne per questa causa, ma anche, secondo i medici Landgraf e Fleischer che lo ebbero in cura, per "spasmi cardiaci" (si trattò evidentemente di attacchi anginosi) e forse infarto. Alle 22,30 del 31 luglio 1886, visto che ogni tentativo di rianimare il paziente risultava infruttuoso, Landgraf gli praticò un'iniezione di canfora direttamente nel cuore. Il paziente ebbe un sussulto, esclamò "Tristan!" e ricadde morto. Lasciava in eredità un abito talare, una camicia e sette fazzoletti.

Una strana cerimonia, quella di addio nella chiesa cattolica di Bayreuth. Scrisse un mese dopo un giornale specializzato:

> *Se non era possibile fare nulla di meglio, era meglio non fare nulla. Al compositore dei Poemi sinfonici, della Grande Messa, del Santa Elisabetta, appena*

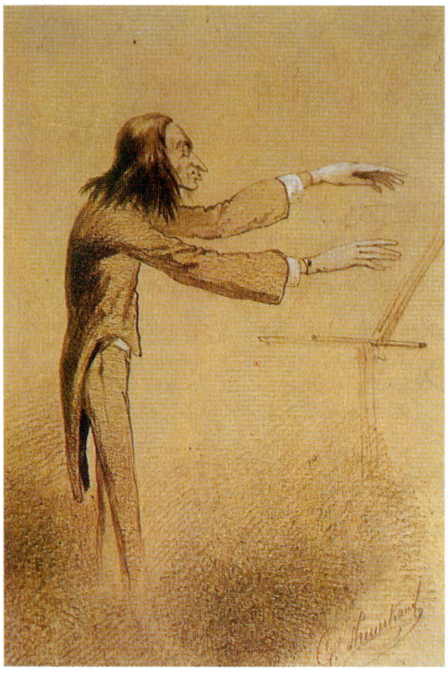

Il musicista in una caricatura a matita di Theuerkauf

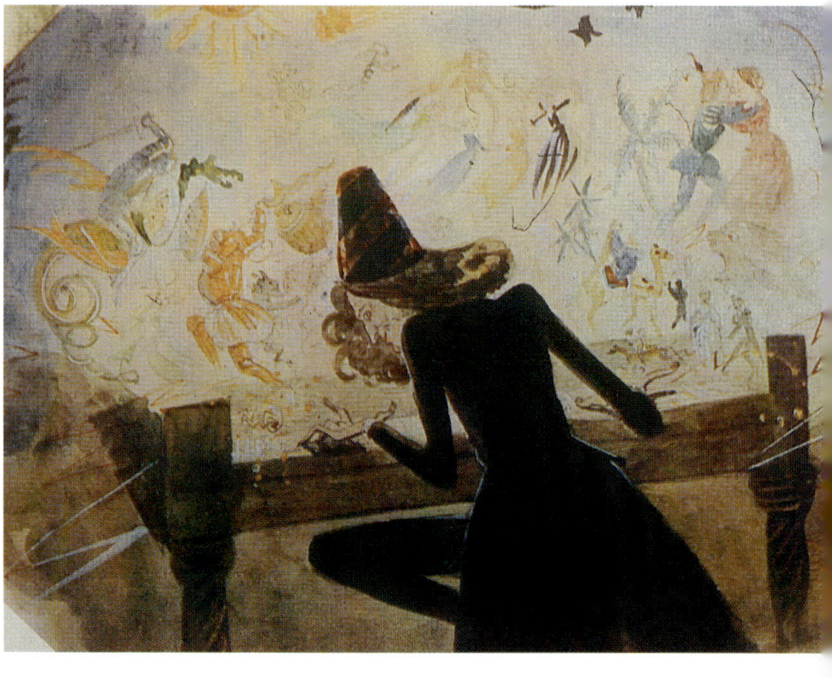

"Liszt mago del piano"

passato a miglior vita, e proprio nella città dove l'aria era satura di Wagner e di musica, dove c'erano due dei più famosi direttori d'orchestra e un buon numero dei più dotati cantanti tedeschi, sembra strano che non gli si potesse offrire una messa migliore di quella cantata con voce nasale e aspra da due o tre preti che rispondevano alle voci stonate e dissonanti di un coro e di un organista incapace.

Il solo a prendersela veramente per questo articolo fu l'organista: si chiamava Anton Bruckner e, non certo immeritatamente, sarebbe stato più tardi annoverato, insieme a Bach, Beethoven e Brahms, tra i quattro "grandi B" della musica tedesca.

Quando la critica prende un granchio…

Claude Monet

IL BLU
DIPINTO DI BLU

Sono molto lieto d'informarVi che finalmente ho ripreso la mia vera vista, e che sto lavorando con ardore...

Il dottor Mawas, illustre oculista parigino, rigirò soddisfatto tra le mani la lettera del suo illustre paziente Claude Monet, caposcuola degli Impressionisti. Pochi giorni prima gli aveva fornito l'ennesimo paio di lenti cromatiche, e il pittore sembrava averle proprio gradite. Ora, a ottantasei anni portati tutto sommato abbastanza bene, se si eccettuano quei terribili stati di depressione (ma gli erano morti due mogli e un figlio) e le due cataratte che l'avevano afflitto per tanti anni, poteva star tranquillo.

Data la particolare tecnica di pittura propria dell'Impressionismo, che rifuggiva dalla fine definizione dei dettagli, i difetti visivi provocatigli dalle cataratte non s'erano tuttavia resi evidenti se non dopo i sessant'anni, quando cominciarono ad accentuarsi.

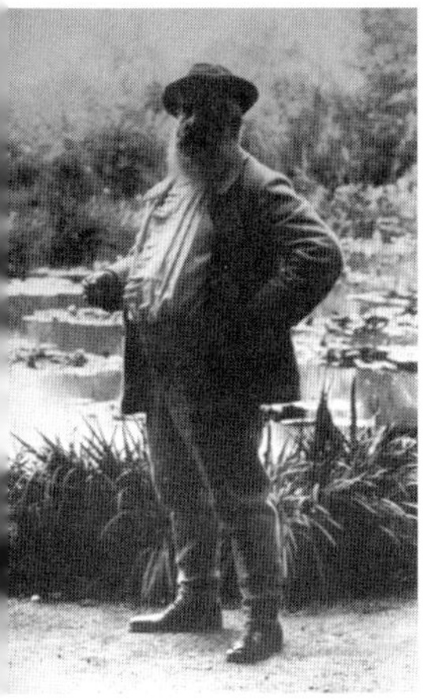

dinanzi al Giardino delle

Ciò si verificò dopo il viaggio fatto a Venezia nel 1908: gli oggetti lontani apparivano meno precisi, mentre i colori rimanevano ancora immutati. A questa età il pittore appariva come un uomo imponente, di quelli che incutono rispetto al solo guardarli: un patriarca dalla barba incolta, i baffi spioventi sulle labbra carnose, i corti capelli dai quali prorompeva la scultorea fronte solcata da tante rughe parallele.

La cataratta subì un aggravamento nei dieci anni successivi; e nel 1912 egli consultò un oculista parigino, che confermò la diagnosi di cataratta bilaterale già posta dal suo medico personale. Nel 1918 così parlava dei suoi disturbi visivi:

Io non percepisco più i colori con la medesima intensità, non rendo più la luce con la medesima precisione. I rossi mi appaiono opachi, i rosa insipidi, e le sfumature intermedie e quelle verso l'indaco e il violetto mi sfuggono.

Quanto alle forme, mi appaiono sempre nette, e io le rendo con la stessa decisione.

Dapprima ho provato a insistere. Quante volte, vicino al ponticello dove sono ora, mi sono fermato sotto il sole cocente sedendo sul mio seggiolino, all'ombra del parasole, sforzandomi di riprendere il lavoro interrotto e recuperare la freschezza che era scomparsa dalla mia tavolozza! Sforzi inutili. Ciò che dipingevo era sempre più scuro, sempre più come una "pittura vecchia", e quando il tentativo era terminato e lo confrontavo con i lavori, venivo preso da una rabbia cieca, e scaraventavo a terra i miei dipinti insieme con i pennelli.

Monet consultò molti altri oculisti; ma i responsi furono così contrastanti da irritarlo: chi affermava che il disturbo visivo era dovuto all'età, chi ad una cataratta a lenta evoluzione. Erano però tutti d'accordo che dovesse osservare un riposo assoluto.

Da parte sua capiva di avere le cataratte, ma l'idea dell'intervento lo terrorizzava.

Un problema certo non indifferente per un pittore come lui, da un lato preoccupato per la sua "macchina per dipingere" e dall'altro stregato dal desiderio di inseguire sino all'esasperazione il gioco della luce e dei colori. Quando nel 1879 morì l'ancor giovane moglie Camille, sospinto da un imperioso impulso le dipinse il viso per "appropriarsi" col pennello "della degradazione dei colori che la morte stendeva sul viso immobile". Proprio così: su quel viso aveva intravisto una modulazione di luce a lui sin'allora sconosciuta, e aveva sentito imperioso il bisogno di impadronirsene.

Monet cominciava a quel tempo ad essere sulla cresta dell'onda, dopo un lungo periodo di miseria e umiliazioni. Nato il 14 novembre 1840, figlio di un droghiere, s'era presto guadagnato le simpatie della gente facendo caricature e vendendo qualche quadro; con i pochi franchi raggranellati era tornato a Parigi (dopo la sua nascita la famiglia s'era trasferita a Le Havre), venendo in contatto con artisti del calibro di Delacroix, Coubert, Pissarro e Baudelaire.

Furono anni colmi di entusiasmo e di miseria, interrotti tra il 1861 e il 1862 dal servizio militare in Algeria. Poi un periodo di frenetica produzione con *La colazione sull'erba,* lo stupendo ritratto di *Camille* in gonna verde e le *Donne in giardino.*

Perseguitato dai creditori, nel 1867 tentò il suicidio. La ruota della fortuna cominciò però inopinatamente a girare con la guerra franco-prussiana: rifugiatosi a Londra, rivide artisti francesi, ma - soprattutto - incontrò Paul Durand-Ruel, il grande imprenditore degli Impressionisti.

Un giorno credette che i disturbi visivi avessero subìto improvvisamente un arresto: anche se da breve distanza non poteva dipingere le sfumature e le gradazioni dei colori, li poteva apprezzare bene se si tirava un po' indietro.

Riprese allora a dipingere con rinnovato entusiasmo, facendo vari schizzi, convinto ormai di non poter più dipingere scene luminose o con tonalità molto sottili, ma di poter ancora distinguere i colori vivaci su di un fondo scuro. Tornò così a raffigurare i fiori del suo giardino, il cielo, il laghetto delle ninfee.

Ma la vista peggiorava sempre più ed egli dovette modificare il suo metodo di lavoro. La luce vivida del sole gli procurava qualche difficoltà, per cui cambiò le ore nelle quali soleva dipingere; essendo inoltre ridotta la sua capacità di distinguere i singoli colori, talvolta li usava a caso, e i dipinti assumevano allora altre tonalità che egli definiva "odiosamente false", tanto che ne scartò molti. Fu anche costretto a mettere delle etichette sui tubetti con l'indicazione dei colori, disponendo questi sulla tavolozza secondo una data sequenza per evitare di confonderli.

Le Ninfee (particolari)

Secondo alcuni oftalmologi statunitensi che si sono occupati a fondo dei disturbi visivi degli Impressionisti (Ravin e altri), la tavolozza di Monet si sarebbe modificata, nell'ultimo ventennio, perdendo sempre più le tonalità fredde (bianco, verde, blu) e arricchendosi invece di colori caldi (giallo-bruno e porpora). La tersa luminosità delle prime opere avrebbe così lasciato il posto ad una pittura bruna "quasi magmatica e terrosa", addebitabile alla xantopsia (ovvero visione per il giallo) provocata dalla cataratta, che assorbendo le onde più corte della gamma cromatica (blu e violetto) ridurrebbe la visione del paziente ad una quasi totale monocromia di tonalità rosso-brune. Sembra tuttavia difficile parlare di monocromia e di tonalità calde dinanzi alla famosa serie delle *Ninfee,* così ricca di vibrazioni iridescenti, di accordi cromatici nuovi, inesplorati. E se è vero che manca la luminosità delle opere giovanili del pittore, nondimeno la sua gamma cromatica sembra anzi essersi arricchita e moltiplicata. Senza contare le correzioni della vista (e dei colori) che Monet poté apportare negli ultimi anni della sua vita grazie all'adozione di nuovi lenti cromatiche.

In quegli anni, comunque, la vista continuò a peggiorare. Dopo il 1918 anche la forma delle cose si era fatta indistinta, come appare nella rappresentazione del salice piangente e del laghetto; e quella che era stata sino ad allora una vera sinfonia di colori divenne più un'espressione monocromatica rispettivamente di blu e di gialli.

E quando stava ormai per perdere completamente la vista, Monet capì che bisognava fare qualcosa.

Nel 1914 il Presidente del Consiglio francese Clemenceau (che era anche medico) l'aveva incoraggiato a dipingere una serie di grandi pannelli con le ninfee di Giverny come dono alla Francia, progetto questo che l'avrebbe occupato sino alla morte, nel 1926. Ai primi del 1920 fu annunciato ufficialmente l'intento del pittore di donare 12 grandi acquerelli alla Francia, ma Monet provò a rimandare la consegna all'anno seguente a causa del cupo stato depressivo in cui si trovava.

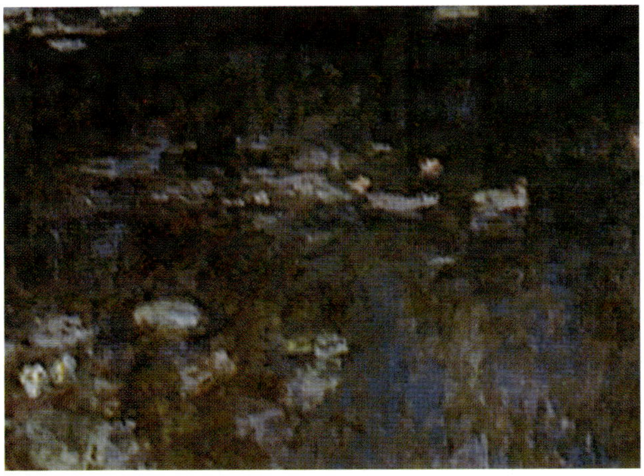

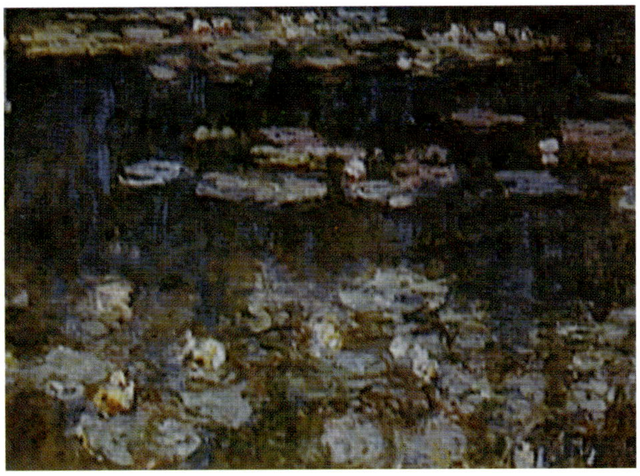

Ciò irritò non poco Clemenceau; e due anni dopo, dietro sua espressa richiesta, Monet firmò un accordo per donare 19 pannelli, che sarebbero stati ospitati nell'Orangerie delle Tuileries.

Papaveri (1873)

Ma l'8 marzo dello stesso anno l'artista esprimeva ancora una volta il suo disappunto per le difficoltà che gli dava la vista nel compiere il lavoro:

> *Volevo sfruttare quel poco che rimane della mia vita per portare a compimento alcune Decorazioni. E mi sono di molto sbagliato. Tanto che alla fine ho dovuto ammettere di averle rovinate e che non ero ormai più capace di fare qualcosa di bello. E ho distrutto molte mie tele. Oggi sono quasi cieco e debbo rinunciare completamente al lavoro.*

Qualche mese dopo, dietro consiglio di Clemenceau, Monet consultò un altro oculista parigino, Charles Coutela, che pose senza indugio la diagnosi di cataratta bilaterale involutiva. Con l'occhio destro il pittore era in grado di vedere soltanto la luce e la direzione dalla quale proveniva, con il sinistro aveva un'acuità di 1/10.

Al timore di operarsi contribuivano le poco incoraggianti notizie che gli giungevano in merito: qualche tempo prima il pittore Honoré Daumier era stato operato di cataratta, ma senza successo; e l'impressionista Mary Cassat era stata anch'ella da poco operata di cataratta, con risultati molto modesti.

Sei giorni dopo la visita di Coutela, Monet gli scrisse per ringraziarlo delle gocce per l'occhio sinistro che gli aveva prescritto (si trattava di cloridrato di eucatropina, un midriatico):

> *È tutto semplicemente meraviglioso. È da tanto che non vedo così bene, che mi rammarico di non avervi incontrato prima. Le gocce mi hanno permesso di dipingere buone cose, e non quelle brutture che ho insistito a voler fare quando non vedevo nient'altro che nebbia.*

Comunque con il tempo sentì di non poter dipingere in quelle condizioni. E se per un pittore un disturbo della vista è già di per sé drammatico, per lui, schiavo dei colori ma soprattutto della "luce", risultava ancor più grave. Ma della luce egli era nello stesso tempo anche padrone: giunse a dipingere in oltre trenta tele la facciata delle celebri Cattedrali di Rouen per poterne cogliere anche le più tenui tonalità cromatiche durante le varie ore della giornata. E per meglio percepire la miriade di riflessi della luce nell'acqua, si fece costruire un piccolo *atelier* su di una barca: poteva in tal modo inseguire ogni cambiamento di luminosità dei riflessi nel laghetto di Giverny. "L'acqua - scrisse - con l'erba che ondeggia sul fondo... è meravigliosa a vedersi: ma c'è da impazzire a volerla fare".

Per forza di cose Monet dovette alla fine vincere il timore dell'intervento, e nel dicembre del 1922 si sottopose all'operazione sulla cataratta nell'occhio destro. Chirurgo, il dottor Coutela.

All'epoca la cocaina era il solo anestetico locale disponibile. L'aveva nientemeno scoperta come tale pochi decenni prima a Vienna il giovane me-

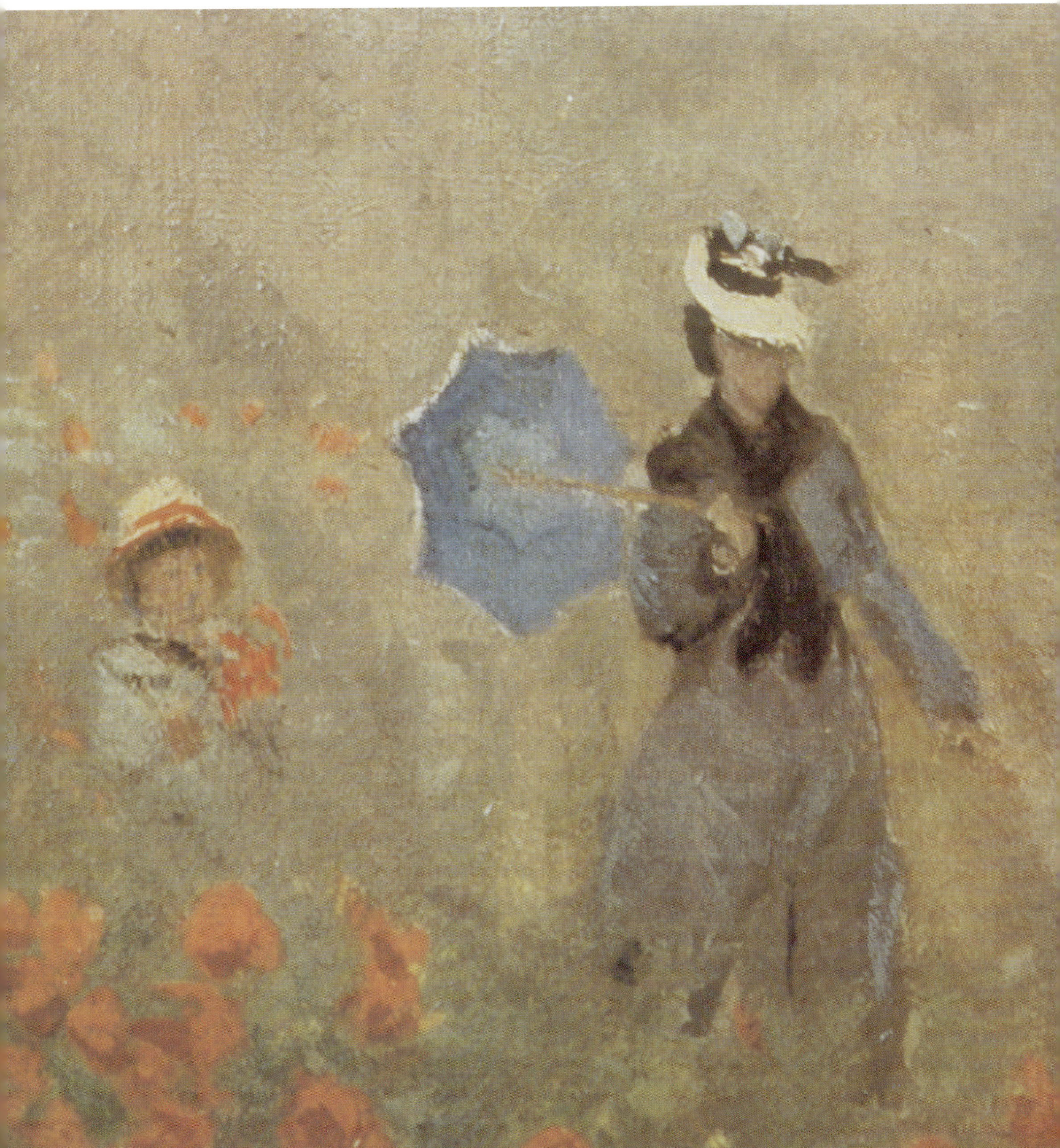

dico Sigmund Freud dopo aver osservato che la sostanza (ne era un *habitué*) gli rendeva insensibile la lingua. La provò allora sull'occhio insieme con un suo collega oculista, C. Koller, che era assillato dalle enormi difficoltà che incontrava nei suoi interventi sull'organo della vista, essendo allora l'etere in forma di spray l'unico anestetico disponibile.

Mentre Freud si trovava in viaggio, Koller fece una lunga serie di esperimenti sugli effetti anestetizzanti della cocaina sull'occhio in conigli e cavie, finché impiegò la cocaina nell'uomo. Il successo fu così clamoroso e il metodo si diffuse così rapidamente, che Koller - con riferimento ad una nuova bevanda che stava invadendo tutto il mondo - fu soprannominato Coca-Koller.

Dopo l'intervento eseguito da Coutela sotto anestesia con cocaina, ma con una certa fretta perché il paziente non riusciva a restar fermo, Monet fu tenuto in riposo assoluto e al buio completo per una decina di giorni, durante i quali gli venivano instillate ogni 1-2 ore alcune gocce di collirio. Non aveva cuscino sotto la testa, ai lati della quale erano posti due sacchetti di sabbia, per garantirne la staticità. Gli arti giacevano completamente immobilizzati lungo il corpo. Unico pasto un po' di brodo e tè al limone. Un assistente controllava che non si muovesse, e parlava con lui in modo da non farlo agitare e sentire troppo isolato.

Circa tre settimane dopo l'intervento il pittore fu dimesso e gli furono dati un paio di occhiali "per operati di cataratta". Ma prima di tornare nella sua villa di Giverny, dove viveva con la moglie Alice Hoschedé (l'aveva sposata - anch'ella in seconde nozze - nel 1892), si recò con Clemenceau all'Orangerie per vedere la sede dove sarebbero state accolte le sue *Ninfee.*

Nei mesi successivi, la parte posteriore della capsula del cristallino rivelò un'opacità. Coutela se l'aspettava, ma Monet se ne preoccupò molto. E il 22 giugno del 1923 gli scrisse:

> *Sono molto scoraggiato, e per quanto riesca a leggere - non senza sforzo - quindici o venti pagine al giorno, all'aperto e ad una certa distanza non posso vedere nulla con o senza gli occhiali con l'occhio destro.*
>
> *Ciò si è verificato dopo sei mesi dall'operazione, cinque da quando ho lasciato la clinica, e quattro da quando porto gli occhiali. Solo per quattro o cinque settimane ho potuto utilizzare la mia nuova vista! Settimane nelle quali avrei potuto lavorare, se voi mi aveste detto la verità. Avrei potuto finire la Decorazione che avevo previsto di consegnare in aprile e che ora non sono certo di essere in grado di finire come vorrei.*
>
> *Mi rammarico molto di essermi sottoposto a questa fatale operazione. Perdonatemi se parlo così francamente e lasciatemi dire che è criminale avermi messo in una tale situazione.*

Ma con il suo proverbiale *savoir faire* Coutela riuscì addirittura a convincere Monet che con una seconda operazione avrebbe riacquistato la vista. E il 28 giugno il pittore gli scrisse per prendere gli accordi per l'intervento.

Purtroppo dopo l'intervento si accorse con grande disappunto che gli oggetti apparivano abnormemente curvi e i colori insoliti. E mentre Coutela scriveva a Clemenceau che la vista del pittore era tornata quasi perfetta, questi lamentava grosse difficoltà con i nuovi occhiali:

> *Li ho appena ricevuti, ma sono proprio desolato, perché nonostante tutta la mia buona volontà sento che se faccio un passo sto per cadere in terra. Da vicino e da lontano ogni cosa mi appare deformata, il che è intollerabile e pericoloso.*

Due giorni dopo riferì all'oculista che le cose andavano un po' meglio, ma che per vedere con i nuovi occhiali doveva coprire l'occhio sinistro.

Coutela lo rivide in settembre, e valutò la vista abbastanza buona, anche se un po' distorta. C'erano però problemi per i colori: Monet vedeva ogni cosa troppo gialla (è questo il "periodo giallo", quando dipinse *La casa dal giardino*).

iesce a dipingere solo con

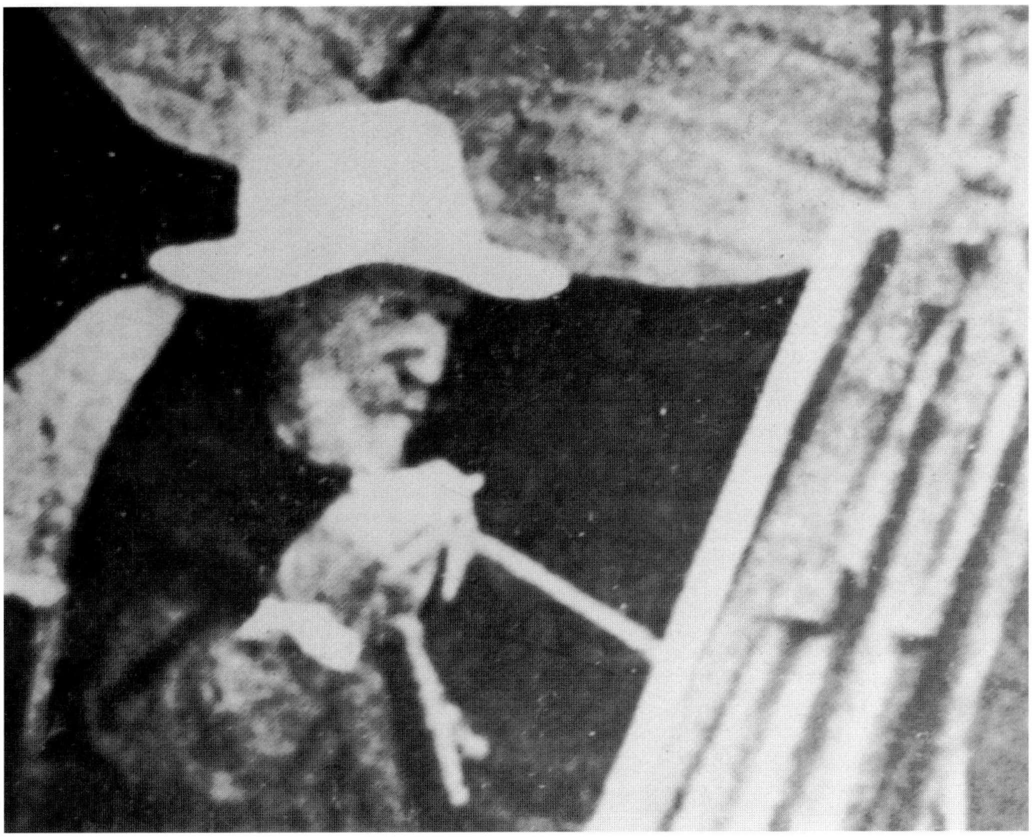

La visione per il giallo fu dovuta alla differenza nel modo con cui i suoi occhi percepivano i colori dopo che era stata rimossa una sola cataratta. Le due cataratte si erano sviluppate lentamente nel corso degli anni, e s'era formata una densa opacizzazione giallo-bruna del cristallino.

Dopo che uno di questi "filtri" giallo-bruno fu asportato (dall'occhio destro), il pittore fu in grado di rivedere colori che per anni non aveva più visto, specie il violetto e il blu. Così quando confrontò i colori tra un occhio e l'altro, con il sinistro gli oggetti apparivano più giallo-bruni che con il destro, mentre con quest'occhio essi apparivano più blu-violetti che non con il sinistro.

Pochi mesi dopo la seconda operazione, Monet non riusciva ancora ad adattarsi agli occhiali: non potendo vedere simultaneamente con ambedue gli occhi, doveva guardare con un solo occhio alla volta per poter percepire le differenze dei colori.

Attualmente gli occhiali di Monet, con montatura metallica, sono esposti al Museo Marmottan di Parigi. Dall'attento esame delle lenti risulta chiaro che esse comportavano non pochi inconvenienti: differenze di immagini (che imponevano al pittore di usare un occhio alla volta), limitazione del campo visivo, difficoltà di mettere a fuoco gli oggetti, "aberrazioni" sferiche e cromatiche, ingrandimento eccessivo degli oggetti. Tutti inconvenienti oggi risolti sia in virtù di una più razionale concezione delle lenti da occhiali che dell'impiego delle lenti a contatto o del cristallino artificiale.

I continui problemi della vista gettarono il pittore in un profondo stato di depressione, che lo indusse a rifiutare l'operazione nell'altro occhio:

> *Per mesi ho lavorato con ostinatezza, senza arrivare a far nulla di buono. Sto distruggendo tutto quel che è mediocre. È la mia età? È il difetto della vista? Ambedue certamente, specie la vista.*
>
> *Voi mi avete ridato la vista per il nero sul bianco, mi avete permesso di leggere e di scrivere, e io non Vi sarò mai troppo grato per questo, ma sono certo che la vista del pittore è perduta, e tutto per nulla.*
>
> *Ve lo dico in confidenza. Io cerco di nasconderlo per quanto possibile, ma sono terribilmente triste e scoraggiato. La vita è per me una tortura.*

Monet provò numerose altre lenti di varia tonalità cromatica, senza tuttavia trarne grandi vantaggi: ai suoi occhi prevaleva sempre il blu. È il "periodo blu", in cui dipinse il giardino di Giverny, dove questo colore contrasta nettamente con il giallo-rosso della stessa scena che aveva dipinto nel 1922 prima dell'intervento per cataratta.

Finalmente, dietro sollecitazione di un amico comune, il celebre oculista Jacques Mawas si recò nella residenza del pittore per visitarlo, prescrivendogli un nuovo tipo di lenti che la ditta Zeiss di Jena aveva da poco messo a punto. E scelse per lui lenti colorate in giallo-verde.

Sembrò un miracolo. Il pittore uscì come d'incanto dalla disperazione e riprese a lavorare alacremente alle *Ninfee*.

Scomparve la prevalenza del blu e, dopo varie prove, optò per la visione con l'occhio destro (prima dell'intervento preferiva il sinistro), mentre Mawas modificava di tanto in tanto il colore delle lenti per venire incontro alle esigenze dell'ormai celebre paziente.

> *Vedo i colori più chiaramente, e posso lavorare con maggiore sicurezza... Sono molto felice di poterVi dire questo, e Vi ringrazio di vero cuore.*

Monet continuò a lavorare alle sue tele sino al 26 dicembre 1926, quando lo raggiunse la morte in seguito ad un carcinoma polmonare favorito dal fumo.

Il magico ciclo delle *Ninfee,* sistemato all'Orangerie, fu inaugurato il 17 maggio dell'anno seguente. Per la suggestiva bellezza è stato definito "la Cappella Sistina della pittura moderna". Se ne resta davvero incantati, e forse - conoscendo la storia clinica del pittore - se ne potrebbe anche ascrivere un po' di merito alla cataratta. Ma sarebbe decisamente riduttivo esaltare l'influenza di un difetto visivo al punto da relegare in secondo piano qualità imprescindibili come la personalità, il gusto, la sensibilità, l'esperienza e l'abilità tecnica di un artista come Monet, il pittore delle luci.

Friedrich Nietzsche

LA SPIROCHETA
EL SUPERUOMO

Non riuscivano a separarlo. Abbracciato al lungo collo del cavallo, lo accarezzava dolcemente, piangendo come un bambino.

Aveva visto il fiaccheraio sferzarlo impietosamente con la frusta ed era accorso a "difenderlo".

Ma più che un atto d'amore era questa una delle tante stranezze che da qualche tempo contrassegnavano il soggiorno torinese di Karl Friedrich Nietzsche. Quando Davide Fino, il giornalaio di Piazza Carlo Alberto, suo padrone di casa, si rese conto che si trattava del proprio inquilino, si precipitò verso di lui.

Lo portò in casa, lo distese sul sofà e lo lasciò tranquillo. Dopo un'oretta il "poveretto" si riprese, si lavò il viso e fischiettando allegramente come se nulla fosse accaduto si mise a scrivere lettere trasudanti euforia agli amici e inviti ai principi d'Europa per un immaginario quanto improbabile congresso di sovrani che si sarebbe tenuto a Roma l'8 gennaio del 1889.

Al Segretario di Stato rivolse la preghiera di esprimere al Santo Padre i sensi della sua più profonda venerazione, mentre al Re d'Italia espresse il desiderio di vederlo a fianco del Pontefice. Questa lettera era indirizzata "Al mio amato figlio Umberto I, la mia pace sia con te"; le altre erano firmate "Dioniso", o anche "Il Crocifisso".

Quello stesso 3 gennaio 1889 Nietzsche scrisse anche ai principi tedeschi per consigliarli a non aderire all'Imperatore (che a suo avviso doveva essere fucilato) e a ritirarsi a vita privata.

Alcune di queste lettere ebbero l'effetto di indurre il suo fedele amico e teologo Franz Overbeck a prendere in tutta fretta il treno per Torino, prelevare l'amico e farlo ricoverare in una casa di salute di Basilea.

Quando Overbeck arrivò, erano tre notti che, nonostante le robuste dosi di sedativi, lo scrittore stava tormentando i vicini tra salti, danze e grida scurrili, percuotendo a piene mani i tasti del pianoforte convinto di dare un grande concerto...

Dopo la sua nascita, avvenuta il 15 ottobre 1844 nel villaggio di Röcken, nella provincia prussiana della Sassonia, il padre Karl Ludwig - un pastore luterano che aveva dovuto optare per quella parrocchia contadina abbandonando una promettente carriera a causa di certi disturbi "nervosi", di forti emicranie, di frequenti esaurimenti e della continua irritabilità - sperava di fare di lui un musicista o un sacerdote.

Ma morì a soli 36 anni dopo aver passato l'ultimo anno in completo stato demenziale (probabilmente per il morbo di Alzheimer). Friedrich (aveva cominciato a parlare soltanto all'età di due anni e mezzo) era a quel tempo un bambino piuttosto triste, pensoso ed estremamente sensibile. Dopo le elementari, fu inviato alla prestigiosa scuola protestante Schulpforta, dove si fece notare, oltre che per il profitto, anche per la "personalità" piuttosto originale. Un giorno, appreso dell'episodio romano di Muzio Scevola, prese un carbone rovente e lo strinse nel palmo della mano, producendosi un'ustione che gli lasciò una cicatrice indelebile.

I primi problemi con la salute cominciarono nell'estate del 1860 con violenti dolori alla testa e agli occhi, tuttavia non tali da fargli interrompere gli studi. S'era poi iscritto alla Facoltà di Filologia e Teologia dell'Università di Bonn, cui seguirono le allegre brigate di amici, l'immancabile duello degli studenti tedeschi, i pestiferi sigari sempre tra le labbra, gli schiumanti *Krüger* di birra, le frequenti incursioni nei bordelli.

Friedrich non si sentiva però tagliato per quel tipo di vita, e preferì presto ritirarsi in quella solitudine che, pur con alti e bassi, lo avrebbe accompagnato per sempre. Ma...

Ma qualche allegra donnina gli lasciò uno sgradevole regalo, la sifilide. Una malattia che, come si sa, può non farsi sentire subito, ma anche manifestarsi solo dopo lungo tempo con disturbi neurologici e mentali.

Nietzsche si trasferì successivamente all'Università di Lipsia, dove si impegnò a fondo nello studio di Schopenhauer e dove conobbe Richard Wagner e sua moglie Cosima Listz.

Scartato nel 1866 "per insufficienza toracica", l'anno dopo, in occasione della guerra tra Prussia e Austria, prestò servizio in un reggimento di artiglieria a cavallo. Fu presto posto in congedo per una brutta frattura alle costole in seguito ad una caduta da cavallo. Ma come studente godeva di una larga stima, tanto che ancor prima della laurea fu nominato professore di filologia greca all'Università di Basilea (1869). Vi sarebbe rimasto un decennio.

Avendo preso la cittadinanza svizzera e non potendo combattere tra le file dell'esercito prussiano nella guerra del 1870 contro i francesi, gli fu concesso di parteciparvi come volontario della Croce Rossa (era uno dei primi interventi ufficiali di questa Organizzazione, fondata appena sette anni prima).

Nell'assistere i feriti e i malati Nietzsche contrasse la difterite e la dissenteria insieme. Fu proprio durante la lunga convalescenza che finì di preparare la sua "dichiarazione di guerra" alla cultura ufficiale, con un proponimento grandioso: una "grande Germania" che riconoscesse in Bismarck il proprio reggente, in Moltke il soldato, in Wagner il rapsodo, in Nietzsche il filosofo.

L'edizione de *L'Origine della Tragedia* esce il giorno di Capodanno del 1872, e Wagner - che ha ricevuto una delle prime copie - ne esulta. Ma la maggior parte dei filologi si mostra fredda e ostile, molti la ignorano del tut-

La casa dello scrittore, a Sils-M
in Engadina

to. Il libro resta invenduto, un vero "fiasco". E sono già cominciati altri guai per la salute: forti dolori nevralgici, crampi allo stomaco e vomito, accompagnati da ittero (probabilmente un'epatite infettiva). Successivamente i mal di testa, che già da tempo tormentano lo scrittore, divengono ancor più frequenti e violenti, costringendolo nel 1879 a lasciare l'insegnamento a Basilea:

> *Cominciarono tenaci dolorosissime emicranie che esaurivano le mie forze, aumentando sino a un parossismo tale da prendermi, nell'anno, duecento giorni di malattia.*

Gli viene eccezionalmente accordata una pensione a vita di 250 lire mensili.

I disturbi si accompagnano a insonnie tormentose, a facile esaurimento fisico, a disturbi visivi (con intolleranza anche alle luci sommesse), tutti sintomi che depongono a favore di quella che viene definita "paralisi progressiva" o, più modernamente, demenza paralitica: in pratica, il terzo stadio della sifilide, nel quale l'infezione da spirocheta ha cointeressato il sistema nervoso.

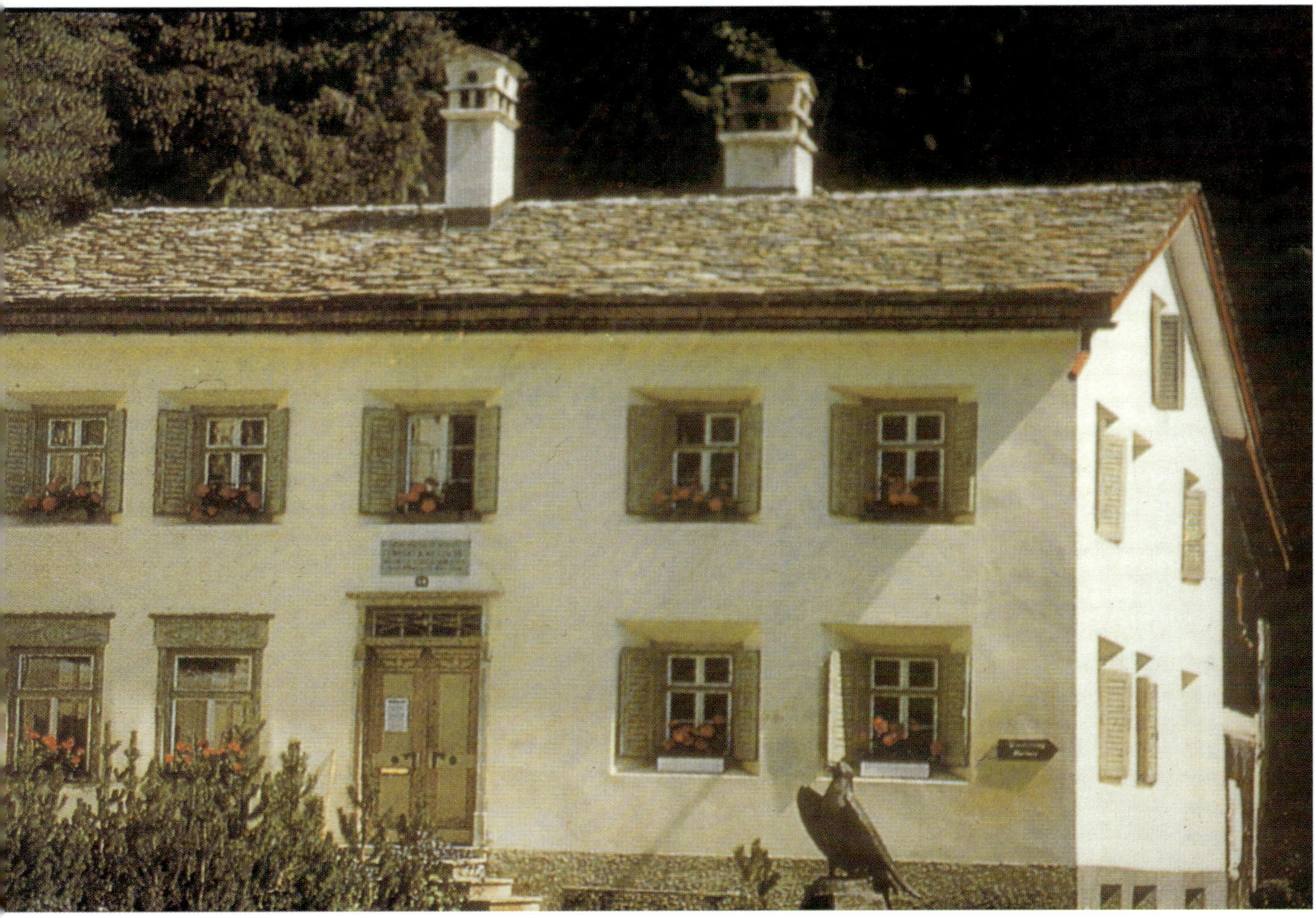

Quando nel 1877, a Francoforte, i medici Eiser e Krüger lo visitarono proprio a causa dei disturbi visivi, annotarono anche che in gioventù egli si era preso la blenorragia e che i suoi disturbi visivi erano sicuramente da addebitare alla lue (a quel tempo la reazione Wassermann per la diagnosi della malattia non era stata ancora realizzata, e Wassermann aveva solo 11 anni...). Essi decretarono che la malattia di Nietzsche era inguaribile, non essendo disponibile a quel tempo alcun trattamento efficace.

Secondo Thomas Mann, Nietzsche avrebbe contratto la sifilide a 21 anni in una casa di tolleranza di Colonia, quando era studente.

Circa la sua sessualità poco è dato di sapere. Certo è che non si sposò mai, nonostante che nelle lettere e nelle opere lasci trasparire costantemente il desiderio di incontrare la donna del cuore o il rammarico di non averla incontrata ("Sono stanco d'esser solo. Voglio ridiventare un essere umano"). Né l'amore per Matilde Trampedoch o per Luise Ott, né quello più complicato, forse "triangolare", con Lou Salomè, un'ebrea finlandese intelligente e colta incontrata nel 1878, furono mai totalmente corrisposti. Alcuni critici ascrivono addirittura, probabilmente a torto, alla deludente conclusione del rapporto con Lou Salomè la causa immediata del decadimento fisico e mentale dello scrittore. Altri si affannano invece a chiedersi quale sarebbe stata l'evoluzione della sua filosofia, e quindi "l'avvenire" del suo cervello, se l'intraprendente e non certo bella ragazza avesse acconsentito a divenire sua moglie.

Fatto è che quando la conobbe, Nietzsche era già irrevocabilmente avviato su quel cammino che con impeto sempre crescente avrebbe continuato a percorrere sino alla fine. A quel tempo aveva già concepito nella sua mente le linee programmatiche del futuro *Così parlò Zarathustra*, in cui egli concentrava, purificato da certe contraddizioni e liberato da certe incertezze, tutto il passato e in cui si delineava tutto il futuro della sua filosofia.

Ma ormai Nietzsche era assillato dalle proprie condizioni di salute e si rivolgeva all'Italia alla ricerca del sole e dell'aria buona.

Nella diligenza che valicava il San Gottardo attaccò discorso con un uomo anziano, dalla barba bianca, che non avrebbe mai dimenticato: Giuseppe Mazzini. Poi fu a Venezia, Genova e da qui, su di un mercantile, per sole quarantacinque lire ("pasto compreso") si recò a Napoli. Ma la prima impressione fu pessima: scriverà di essere sceso a terra tenendo la mano su un pugnale per il timore di un'aggressione. Dei soldati allo sbarco, con aria di briganti, pretesero una mancia. I portatori delle valigie correvano innanzi "come se volessero rubarsele".

Ma Sorrento riuscì a cancellare ogni impressione negativa: "Napoli e Sorrento sono belle, senza esagerazione. L'aria qui è un misto di monte e di mare, molto benefica per gli occhi. Sotto la mia terrazza ho un grande giardino d'alberi sempreverdi e davanti il mare assai cupo, e in fondo il Vesuvio". Vi rimase per tutto l'inverno, nonostante i furibondi mal di testa.

Ritornò a Genova (autunno del 1880) senza grandi risorse finanziarie, abitando in una stanzetta, spegnendo spesso la lampada a petrolio per risparmiare, e imparando a cuocersi da solo il risotto e a friggere i carciofi... Scriverà alla

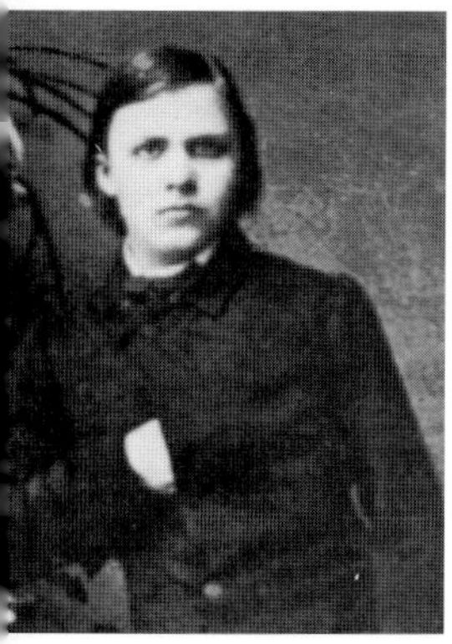

he a 16 anni

fine di ottobre: "Ho avuto un periodo terribile... C'è voluta tutta la mia intrepidità genovese per cavarmela". Scrisse in quel periodo *La gaya scienza* (credeva erroneamente che la "y" fosse la lettera giusta in quella parola italiana).

Nel febbraio del 1882 si trattenne un mese a Messina, abitando in una stanza che dava sulla "quieta" Piazza del Duomo, ricca di palme. Poi fu di nuovo a Roma (nella Basilica di S. Pietro gli venne presentata Lou Salomè), e ancora a Genova e a Rapallo.

Ma la nevrite, i dolori allo stomaco, le cefalee e i disturbi della vista persistettero anche negli anni successivi. Eppure lo scrittore viveva la sua malattia coltivando in modo costante un'idea del tutto personale circa i mali che l'affliggevano, che collegava ai destini generali della nostra civiltà, alle vicende della sua famiglia, della sua stessa vita privata. Sentiva di vivere attraverso i propri mali una malattia "generalizzata".

Durante nove anni, toccando l'acme nel 1879, la "malattia nervosa" lo seguì in ogni vagabondaggio, con periodi più o meno lunghi di remissione spontanea, dai quali non fu estraneo un influsso psicologico. "Sto bene quando spero... e la salute è legata alle mie speranze. Voi sapete che vi sono talvolta stati di sofferenza psichica che sono quasi un beneficio, perché fanno scordare quel che si soffre altrove. Ecco la mia filosofia della malattia: essa dona speranza alle anime".

Ma il 18 gennaio 1876 scrisse piuttosto sconsolato all'amico Karl von Gersdorff: "Caro amico, ho dietro di me il peggiore, più doloroso e sinistro Natale ch'io abbia mai passato! Il giorno di Natale, dopo alcuni sintomi premonitori sempre più frequenti, arrivai a un vero collasso; non potei più dubitare di essere colpito da un serio male al cervello, e che le gravi sofferenze agli occhi e allo stomaco dipendessero da questa causa prima. Mio padre è morto a trentasei anni per una commozione cerebrale; è possibile ch'io faccia anche più presto di lui. Ora mi si cura con impacchi di ghiaccio alla testa e docce prese al mattino presto".

Dall'inizio del 1880 divennero sempre più evidenti le fasi di euforia e di esaltazione, con idee di grandezza (tipiche della paralisi progressiva) alternate a fasi di profonda depressione, quadro che entra anch'esso spesso tipicamente nella paralisi progressiva. Non si trattava tuttavia ancora di turbe mentali vere e proprie, mentre i danni organici della lue erano molto più evidenti.

Nell'inverno 1887-88, quando lo scrittore aveva ormai alle spalle un numero considerevole di opere, culminanti nel *Così parlò Zarathustra* (che pubblicato nella primavera del 1884 fu accolto con la solita freddezza), ma anche di "fughe" alla ricerca di climi, di paesaggi, di regimi di vita salutari, la malattia divenne per lui una scusa-non scusa del suo eclissarsi e del vivere nella lontananza e "nell'assenza". Scrisse nell'*Ecce homo*: "Non è il dubbio, è la certezza che fa diventare pazzi... Abbiamo tutti paura della verità".

"Belle piazze, strade pulite, palazzi senza pretese, i più bei caffè che abbia mai visti... E la sera il tramonto dei portici sul Po è cosa stupenda!". E ancora: "L'aria è serena e limpida in modo sublime... È l'unica città in cui vivo volentieri... Non avrei mai creduto che una città, grazie alla luce, potesse diventare così bella".

Così scrive di Torino, dove riesce a "mantenersi di tutto" con 5 lire al giorno, "vino compreso", in quel 1889 che sarà l'ultimo anno della sua vita intellettuale, mentre il suo nome comincia a correre per il mondo (tranne che in Germania). "Silenzio profondo. In mezzo al fiume isolette verdeggianti e fiorite, e all'orizzonte ininterrottamente limpida e luminosa la catena sublime delle Alpi".

Tutto sembra mettersi per il meglio. Ma se i disturbi sembrano di tanto in tanto migliorare, l'angoscia l'attanaglia sempre più. L'opprime il "dovere" supremo che sente di dover compiere, l'opera superba nella quale è andato pian piano identificandosi: redimere l'umanità con "il genio della verità". E nel frattempo perde sempre più in coerenza, pur mantenendo - frammentaria - la lucidità.

Dopo aver trascorso l'estate in Engadina, a Sils-Maria, lo scrittore riprende a lavorare e a passeggiare per Torino, che ha ormai eletto a nuova patria adottiva. Ma non passano pochi giorni che a Basilea Franz Overbeck riceve

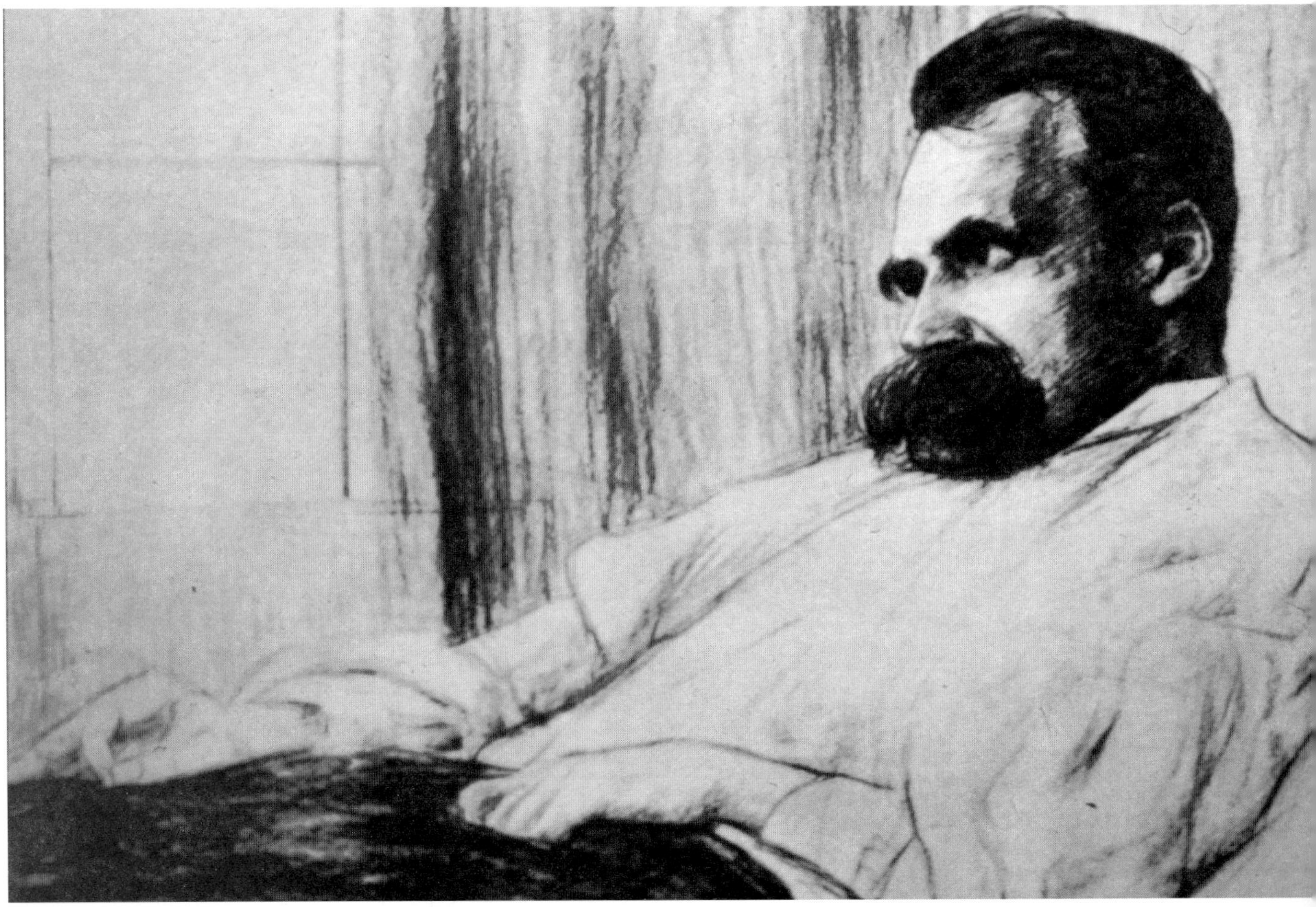

da lui una lettera che gli fa rizzare i capelli: "Lavoro a un promemoria per le Corti europee con lo scopo di costituire una lega antitedesca. Voglio stringere il Reich in una camicia di forza e provocarlo a una guerra di disperazione. Io non avrò mai le mani libere se prima non terrò in mio potere il giovane Imperatore e annessi".

Overbeck pensa ad una stravaganza. Ma il 31 dicembre del 1888 un'altra lettera dell'amico lo mette in allarme: "Io sono stato il Dioniso greco... Alessandro e Cesare sono la mia reincarnazione. Infine io sono stato anche Voltaire e Napoleone, forse anche Richard Wagner. Non so più il mio indirizzo; supponiamo che l'indirizzo prossimo possa essere il palazzo del Quirinale".

Finché il 3 gennaio del 1889 viene a sapere dell'episodio riguardante l'abbraccio al cavallo in Piazza Carlo Alberto.

Il 10 dello stesso mese Overbeck accompagna l'amico alla Clinica Psichiatrica di Basilea. Per far sì che acconsenta a muoversi, gli dice che, essendo lui un principe, a Basilea sono ad accoglierlo le autorità di più alto grado, che lo accompagneranno in un fastoso corteo lungo la città.

La visita medica rivela tra l'altro una paralisi del facciale, a sinistra, "anisocorìa" con un diametro maggiore della pupilla destra, nonché "pupilla di Argyll-Robertson" (la pupilla è persistentemente ristretta e risponde scarsamente agli stimoli luminosi) e una forte miopia (l'anisocorìa e la pupilla di Argyll-Robertson sono di frequente riscontro nella paralisi progressiva).

"Il paziente è difficile da contenere - si legge nella cartella clinica - risponde in modo improprio o non diretto alle domande, oppure continua nei suoi discorsi... Spesso si mette a cantare, anche «alla torinese»... Confonde gli eventi della vita passata, e i suoi pensieri si accavallano senza alcun nesso logico... Nonostante la somministrazione di sonniferi, non ha dormito tutta la notte, ha parlato senza sosta e si è alzato sovente per andarsi a pulire i denti... Mangia e beve molto, ha violenti mal di testa... La sera gli vengono praticate docce fredde... Il malato ci segue continuamente e continua a fare inchini; con passo maestoso, lo sguardo rivolto al soffitto, entra nella sua stanza e ringrazia per la fastosa accoglienza. Non si contano le volte che ha cercato di stringere la mano ai medici".

Le crisi di follia indussero i medici a proibire le visite e a somministrargli dosi massicce di sedativi. Nel mese di settembre stette un po' meglio, ma cominciò a chiamare l'infermiere "Principe Bismarck".

Una settimana dopo Nietzsche viene trasportato alla Clinica Neuropsichiatrica di Jena, dove il celebre professor Binswanger lo ricovera in una camera "di seconda classe", a due letti, non etichettandolo come "tedesco" (in realtà è cittadino svizzero) ma come "Herr Nietzsche, da Torino". Per gli stranieri, la tariffa è superiore.

A Jena, dove rimarrà sino al 24 marzo del 1890, il malato non ha coscienza di dove si trova né del tempo. Talvolta si mette a parlare in italiano o in francese. Fuma una quantità enorme di sigari, si imbratta spesso di urina e di feci, e in alcune occasioni beve urina dal vaso. Ha frequenti crisi di

e demente, un anno prima
rte

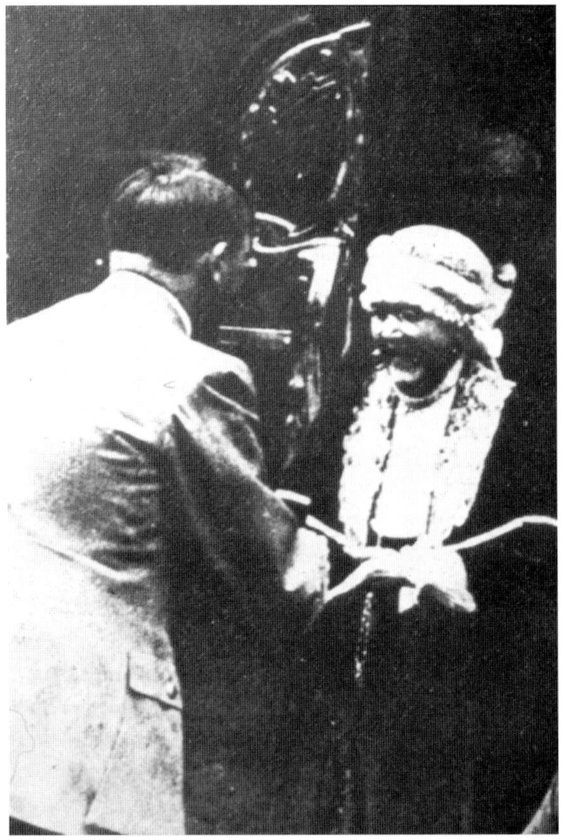

collera e continua a sentirsi questo o quel personaggio, per esempio Guglielmo IV o Wagner. Paventa attentati da parte dei potenti.

Le sole cure che riceve sono i soliti sedativi e ipnotici, l'applicazione di pomata al mercurio sulla cute (contro la lue), le docce gelate.

"Friedrich si mostra estremamente agitato anche mentre legge, con il sangue che gli monta alla testa e la voce che diviene convulsa e tonante. Meglio togliergli il libro dalle mani, anche se non è detto che capisca quel che sta leggendo".

Gli unici momenti di quiete sono le visite della madre, che lo porterà nella propria città natale di Naumburg. Quando ella muore (1897), sarà la sorella Elisabeth a prendersi cura di lui. Lo condurrà con sé a Weimar, dove inizierà a "costruire" il mito del fratello tentando come prima cosa di demolire la versione della sua pazzia "luetica". "La causa della sua malattia mentale la vedo soltanto nell'uso di sonniferi...". E più tardi accennerà a un "sedativo giavanese" che gli avrebbe fornito un olandese. Questa manovra nasconde non tanto uno sviscerato amore fraterno quanto un profondo amore per il denaro: Elisabeth era in possesso dei suoi manoscritti e sapeva che avrebbero reso molto. Ma con un fratello "sifilitico" la cosa sarebbe riuscita terribilmente difficile.

A quel tempo era meno degradante essere tossicodipendenti che avere una malattia venerea.

Le condizioni fisiche e mentali del grande filosofo-scrittore si stabilizzarono a partire dal 1890; le idee di grandezza si restrinsero sempre più e la sua mente divenne sempre più indifferente e "distaccata". Tutto sarebbe ancora durato una decina d'anni; poi, il 25 agosto del 1900 sopravvenne la morte in seguito ad una polmonite.

Il fautore del mito del Superuomo era ridotto ad un vecchietto (aveva solo 56 anni!) perennemente avvolto nella sua vestaglia di flanella bianca, rattrappito su di una carrozzella, lo sguardo fisso, solo un pazzo incapace di un qualsiasi ragionamento logico, di pensare e di scrivere.

Luce son io: ahi, foss'io notte.
Ma la mia solitudine è questa:
esser cinto di luce.

Era stato davvero lui, "il mentecatto", a concepire versi così sublimi? Eppure li aveva scritti appena qualche anno prima, ascoltando dalla sua stanza di Piazza Barberini, a Roma, la fontana del Tritone zampillare nella tiepida notte romana…

Elvis Presley

ELVIS
"THE PELVIS":
[F]ARMACI E ROCK

16 agosto 1977, ore 14,30: Ginger Alden non riesce a trovare Elvis nella villa. Prova a vedere se è in bagno.

Un urlo: il cantante è disteso in terra, privo di sensi, il viso congestionato.

All'urlo di Ginger arriva trafelato David, una delle guardie del corpo.

Si rende subito conto della tragedia: sul pavimento, tre buste gialle (quelle delle "dosi") vuote, tre siringhe usate più altre sei pillole sparse.

È chiaro: Elvis ha voluto prendere tutti in una volta i "farmaci" che di solito assume in tre riprese; in più vi ha aggiunto della codeina.

Arrivano altri dell'*entourage* e il dottor Nichopoulos, suo medico personale. Ogni tentativo di rianimazione risulta vano.

Il corpo ormai esanime di Elvis viene trasportato di gran fretta al Baptist Memorial Hospital, Trauma Room n. 1.

David racconterà di aver intravisto Elvis nudo, disteso su di un tavolo di metallo, con un'incisione che andava dalla gola all'addome, "forse per un massaggio cardiaco".

Il dottor Muirhead effettua una lavanda gastrica per vuotare lo stomaco. L'infernale miscuglio di droghe che rinviene denuncia chiaramente, se ve ne fosse ancora bisogno, la motivazione suicida del gesto.

Lo stesso pomeriggio Vernon Presley, padre di Elvis, chiede che l'autopsia abbia carattere "privato", il che vuol dire, per una legge statale, che i particolari potranno rimanere segreti per cinquant'anni.

L'autopsia, cui parteciperanno dieci medici, ha inizio alle 17,30 esatte dello stesso giorno, e si conclude in tre ore.

Dopo le prime dichiarazioni sommarie alla stampa, Nichopoulos - portavoce dell'équipe - annuncia ufficialmente dai teleschermi che Elvis Presley è morto "per aritmia cardiaca".

L'emozione suscitata nel 1926 dalla morte di Rodolfo Valentino apparve subito un evento sbiadito rispetto a quella destata dall'improvvisa scomparsa di Elvis Presley.

Negli Stati Uniti e nel resto del mondo milioni di *teen-agers* che si riconoscevano in quell'idolo rimasero attoniti. Vi furono scene di disperazione e di isterismo, qualche tentativo di suicidio...

L'8 gennaio del 1935, sotto il segno zodiacale del Capricorno, nella minuscola abitazione di Old Santillo Road a Tupelo (Mississippi) la travagliata gravidanza di Gladys Presley s'era conclusa con un altrettanto difficile parto: qualche ora dopo Garon, nato già senza vita, era venuto alla luce Aaron Elvis.

Fu un'infanzia povera, sofferta. A sei anni il piccolo spasimava per una bicicletta. Ma costava troppo. E la madre gli comperò in un negozio dell'usato una chitarra per 12 dollari e 95 centesimi.

In breve tempo non più le "due ruote" ma le "sei corde" divennero la passione di Elvis, che rimaneva per ore ad ascoltare i *gospels* e gli *spirituals* che si cantavano nella chiesetta vicino casa.

A tredici anni si trasferì con tutta la famiglia a Memphis (Tennessee). Ormai appassionatosi alla musica, si mise a frequentare la zona di Beale Street, il centro vitale della "cultura nera" della città, dove s'incontravano e si esibivano i *bluesmen* di colore, cominciando a imitarli nel modo di cantare e nell'abbigliamento stravagante.

Nessuno in quel momento avrebbe puntato un *cent* sull'avvenire di quel ragazzotto che ostentava un enorme ciuffo imbrillantinato sulla fronte e s'era messo a fare il camionista vestendo in quel modo. L'America gretta e conformista degli anni Cinquanta non sembrava poter accettare "un bianco eccentrico come un negro".

Eppure i tempi stavano maturando. I giovani non aspettavano altro che di rompere definitivamente con "il vecchio".

Elvis aveva preso a cantare il suo "rock nero" impugnando la bandiera dell'anticonformismo, percuotendo le corde della chitarra con tale veemenza da farle saltare, accompagnando i suoi ritmi frenetici con tutto il corpo. Scrisse un giornale: "Dal bacino roteante di Elvis è nata la nuova Sinistra che ha spazzato via Eisenhower e il suo tempo".

"Se trovo un bianco con la voce di un negro guadagnerò miliardi di dollari!" aveva dichiarato qualche tempo prima Sam Philip, un talent-scout. E appena ebbe ascoltato il disco che Elvis aveva inciso sborsando 4 dollari in un sottoscala, capì di aver finalmente trovato la gallina dalle uova d'oro.

Fu il primo contratto di Elvis.

I successi non tardarono a venire: *That's All Right Mama, Good Rockin' Tonight, Milkcow Blues Boogie, Baby Let's Play the House, Mistery train,* e i primi posti nelle *hit-parades* per mesi. Il 3 aprile del 1956 Elvis prese parte ad uno degli spettacoli TV più seguiti, il "Milton Berle Show": 40 milioni di spettatori assistettero entusiasti alle sue esibizioni. Nel mese di maggio il nuovo singolo *Hearthbreak Hotel* superò il milione di copie vendute.

All'apice del successo, il magico cantante rock avrebbe venduto complessivamente non meno di 500 milioni di dischi guadagnando, nei soli primi due anni, milioni di dollari.

Il cinema non mancò di occuparsi del nuovo fenomeno. Il primo di trentatre film (1956) trascinò al successo definitivo l'omonima canzone *Love me tender.*

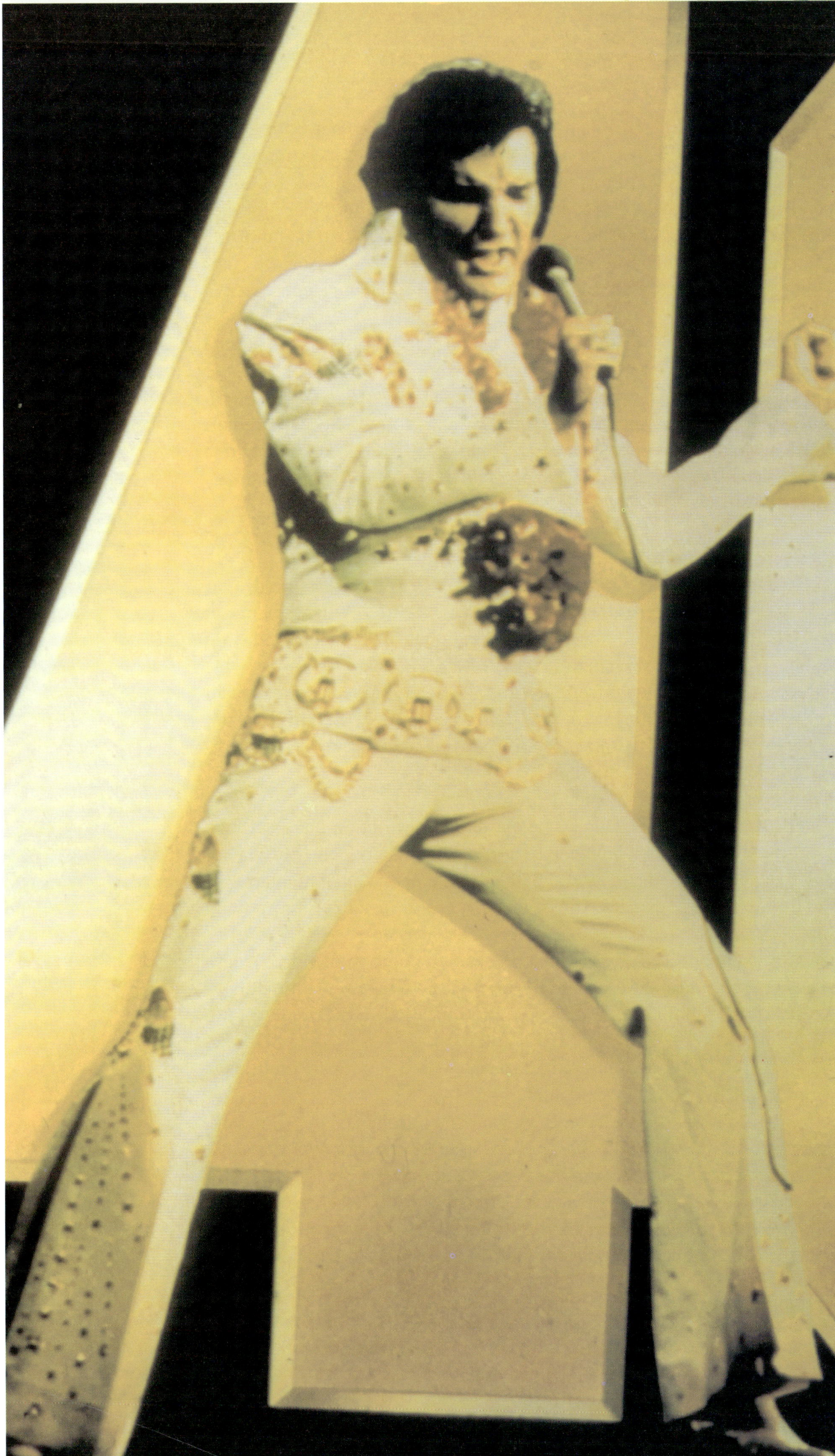

"Elvis the Pelvis" (Elvis il Bacino), come lo chiamavano per i piroettanti movimenti del bacino che accompagnavano le sue esibizioni, sembrava ormai un mito intramontabile. Fans invasati si assiepavano sotto il palco, ragazzine in delirio lanciavano gridolini isterici (e qualche indumento intimo) verso di lui, chiedendogli alla fine dell'esibizione di fracassare la chitarra e di sdraiarsi sul palcoscenico. All'uscita del teatro la polizia riusciva a stento, con le guardie del corpo, a garantirne l'incolumità, mentre egli cercava di guadagnare la strada verso "Graceland".

Elvis aveva acquistato qualche tempo prima una chiesetta sconsacrata che sorgeva a Whitehaven, tre chilometri da Memphis, un edificio in stile coloniale circondato da un vasto parco. Per l'appunto Graceland.

In breve tempo e per qualche milione di dollari un nugolo di architetti l'aveva trasformata in una residenza sfarzosa, vero trionfo del *kitsch*: una reggia di ventitre stanze ornata da false colonne e da orribili fregi, con un arredo chiassoso e pacchiano.

Finché giunse il giorno del servizio militare.

La recluta "Presley Elvis" fu destinata al Centro di Addestramento di Fort Hood, Texas, con il numero di matricola US-53310761 (evidentemente in occasione della visita militare non fu riscontrata quell'ipertensione arteriosa che sarebbe in breve sopravvenuta).

Una recluta *sui generis,* con frotte di giornalisti che l'assediavano, sacchi di lettere di ammiratrici, ogni sua mossa sotto l'occhio dei riflettori. La libera uscita era un vero assedio, un penoso tormento che angosciava e intimidiva il già timido e introverso soldatino.

Doveva essere quello l'inizio del declino.

Elvis era sempre più preoccupato per la madre, afflitta da una profonda depressione per l'assillante attenzione di cui era divenuta oggetto per via del figlio, al quale era legata da un affetto patologico, e per la sua lontananza.

L'alcool in cui aveva cercato rifugio le stava ora devastando il corpo e la mente.

Quando poco dopo Gladys morì, per Elvis fu un colpo tremendo. Legato com'era anch'egli alla madre da un affetto "edipico", si sentì immediatamente privato dell'amore al quale aveva fatto quasi totale riferimento tutta la vita.

Ebbe appena il tempo di rientrare in caserma, che il suo reparto fu trasferito a Brema, nella Germania Occidentale.

Non bastò, a sollevarlo, il delirio dei giovani che l'acclamavano. Cominciò a mangiare senza freno, per compensare l'ansia, una quantità enorme di *junk food* (lo chiameremmo cibo-spazzatura), che poi continuerà a divorare per tutta la vita: hamburgers, cipolle fritte, sottaceti, bacon, burro di arachidi. Le "merendine" preconfezionate mesi prima dall'industria alimentare erano la sua passione, e ne teneva una scorta nel frigofero della stanza da letto per poterle mangiare anche di notte. La Coca-Cola la beveva da enormi bicchieri ricolmi di ghiaccio tritato, che sgranocchiava rumorosamente sotto i denti.

Ora era intervenuto anche il diabete, che gli accentuava la fame e continuava a farlo ingrassare. E già da qualche tempo si era rivolto agli psicofarmaci…

L'aspetto e il comportamento cominciarono a mutare. Un giornale tedesco così lo descrisse: "Elvis Presley appare come un uomo dalle carni flaccide, dal sesso dubbio, il volto assolutamente glabro, insignificante".

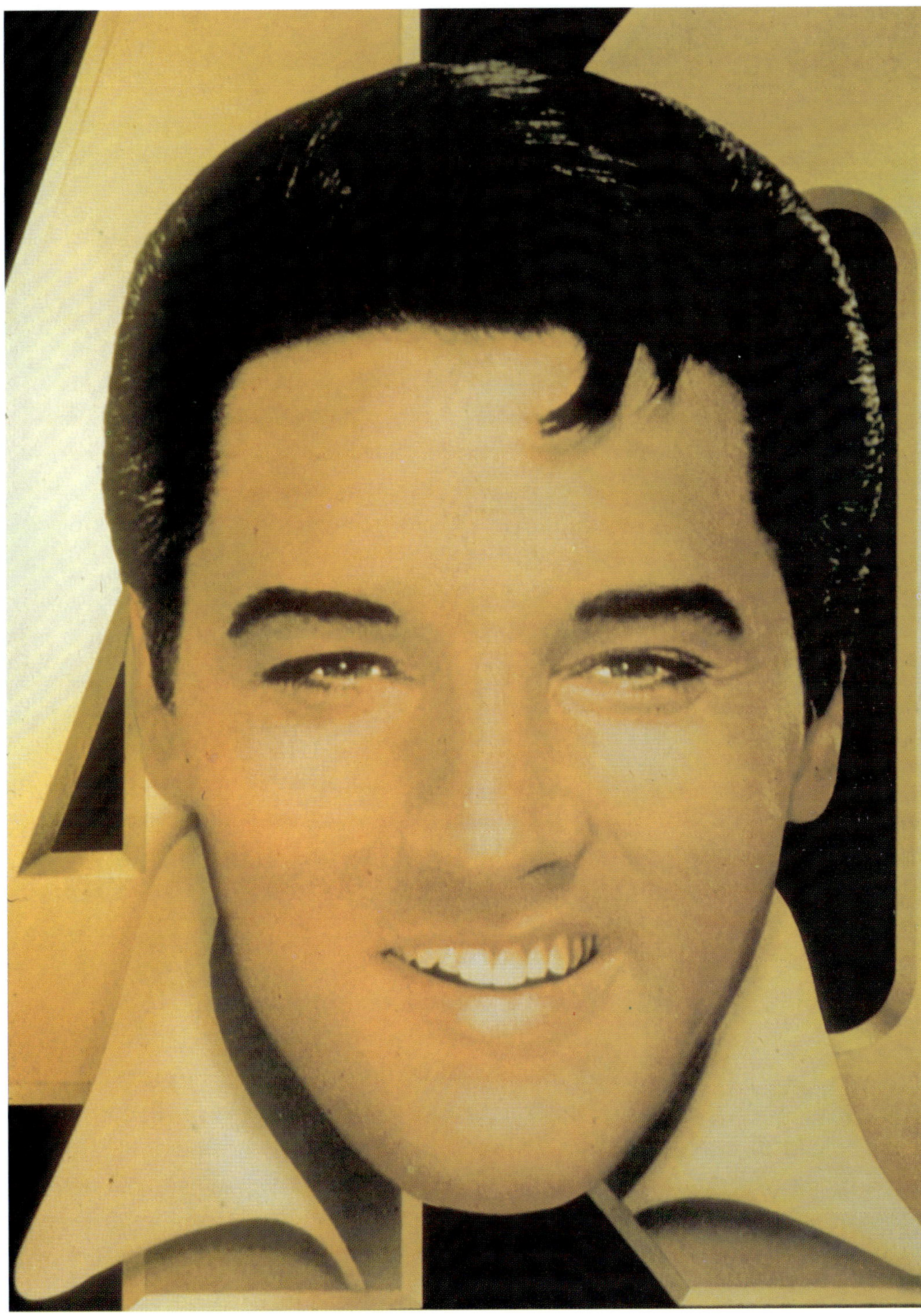

Un giorno Elvis incontrò una ragazzina quattordicenne, Priscilla Beaulieu, figlia di un capitano dell'aviazione statunitense aggregato alle forze della NATO stanziate in Germania. Fu il classico colpo di fulmine.

Ma ebbe con lei un legame "innocente, puro", quasi tra padre e figlia, che sarebbe continuato per circa dieci anni, sino al 1° maggio del 1967, quando finalmente la sposò. Priscilla confermerà nel suo diario che sino a quel fatidico giorno il fidanzato non tentò mai nei suoi confronti alcun approccio sessuale, e che si giustificava di questo con il desiderio di volerla "cogliere vergine".

"Avrei presto scoperto - continua Priscilla - che il vero grande amore di Elvis era la sua defunta mamma... La nostra prima notte di nozze, a letto, senza che avessimo ancora fatto l'amore, mi disse triste e sconsolato: Vorrei tanto che la mamma fosse qui con noi..."

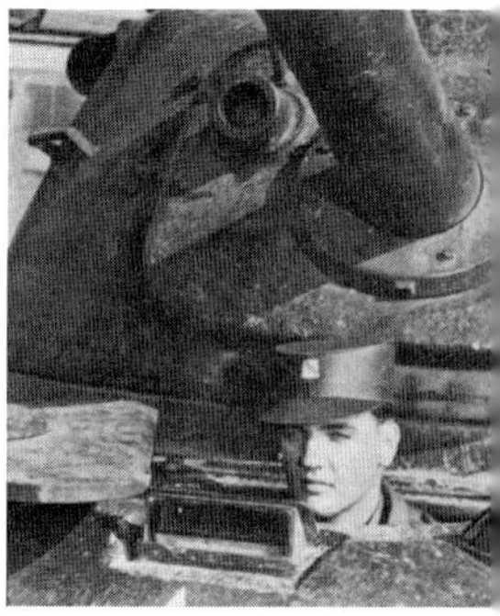

In Germania, durante il servizio [illegible] tare

Comunque, dopo nove mesi nacque una bella bambina, Lise Marie (che una ventina di anni dopo avrebbe sposato il cantante Michael Jackson, divorziandone poco dopo).

Per quanti sforzi facessero gli impresari, Elvis non era ormai più quello di prima.

Chi ora si aspettava il suo rock scatenato di *Shake, rattle and roll* riceveva canzoni sdolcinate. Chi ancora sperava di veder saltare qualche corda dalla sua chitarra rimaneva deluso; il ragazzone bolso e dallo sguardo spento riusciva sì a penetrare nel cuore con una voce divenuta dolcissima, ma destava solo disagio quando tentava di rinverdire i giorni del suo rock sfrenato.

Eppure il pubblico non riuscì mai ad abbandonarlo.

Quando sui teleschermi americani il volto contrito del dottor Nichopoulos annunciò la morte del cantante "per crisi cardiaca", tutti ebbero la sensazione che un'epoca storica per la musica leggera fosse finita.

Il primo segnale della fase discendente s'era registrato nel 1971, quando Elvis dovette essere ricoverato d'urgenza in una clinica di Memphis, ufficialmente "per glaucoma". In realtà si sottopose ad una terapia di disintossicazione per evitare che potesse sopravvenire qualche crisi da overdose.

Nel febbraio del '73 Priscilla, che già da tempo aveva una relazione con un istruttore di karate, decise di divorziare. Elvis accusò il colpo e ricominciò più di prima ad abusare di psicofarmaci.

Era ormai diventato un despota. Pretendeva da tutti un'obbedienza assoluta. Spadroneggiava nella sua "reggia" preoccupandosi solo di organizzare orge, nelle quali tentava di compensare le frustrazioni della propria sessualità: "Affittava ragazze per questi incontri, costringendole a prendere le sue stesse droghe nella speranza lo trovassero desiderabile". Ma questa sessualità, sino ad allora debole e incerta, lo abbandonò quasi del tutto, riducendolo negli ultimi tempi "ad un guardone e onanista", secondo i testimoni, ormai conscio di non poter più sostenere da solo una relazione sessuale normale. È curioso al proposito notare che pur riguardando quasi totalmente il tema dell'amore, soltanto di rado le canzoni di Presley accennano al sesso.

Amore a prima vista

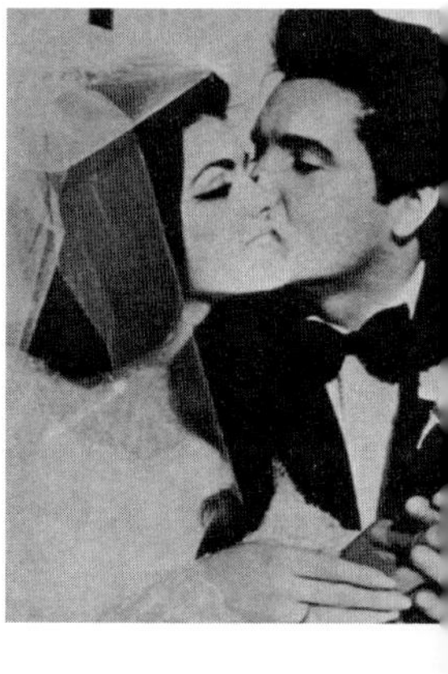

Nel 1977 i concerti erano divenuti per lui una vera ossessione, una fatica enorme, da evitare quando possibile. A parte lo stress degli spostamenti,

Elvis pesava ormai 120 chili, la sua mole gli impediva di muoversi in modo accettabile sul palcoscenico e le droghe rendevano spesso incomprensibili le parole dei motivi che cantava.

La sua giornata era ora contrassegnata da scadenze e ritualità ben precise, che condizionavano anche la vita di coloro che gli erano vicini.

Il suo tormentoso viaggio nel mondo degli psicofarmaci cominciava verso le quattro del mattino con un "primo attacco" (così lo chiamava) di 11 pillole di diverso colore (barbiturici, sedativi, oppioidi) precedentemente preparate in una busta gialla. Elvis apriva la busta, ne versava il contenuto nel palmo della mano e mandava giù le pillole con un bicchiere d'acqua. Poi scopriva una spalla e si faceva tre iniezioni di sedativi con altrettante siringhe monouso.

Completamente confuso, consumava la colazione (di solito tre cheeseburger e sei *banana splits* (ovvero banane con gelato di vaniglia e cioccolato caldo).

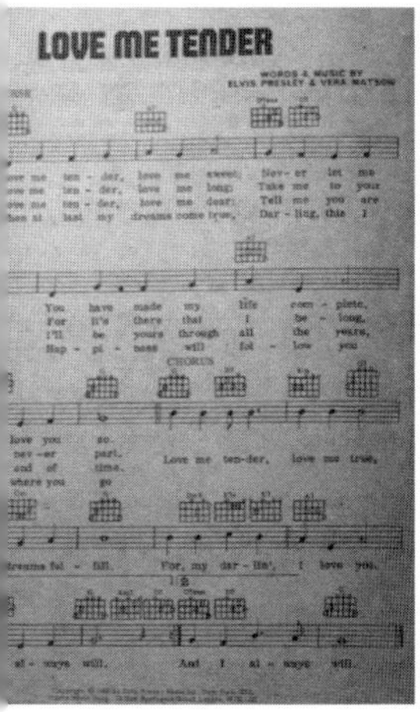

Alle otto Elvis cominciava ad agitarsi. Faceva segno di voler andare alla toilette. Ve lo trasportavano di peso, poi lo riportavano a letto per il "secondo attacco". Questa volta il cantante non era in grado di prendere le pillole da solo: uno dei presenti doveva introdurle una per una in bocca, facendogliele ingerire con un po' d'acqua e cercando di evitare che potessero andargli di traverso.

Infine, intorno alle dieci il "terzo attacco", che lo intontiva sino al primo pomeriggio.

A questo punto gli introducevano nelle narici due tamponi d'ovatta imbevuti di cocaina; allora Elvis - completamente inebetito - prendeva una manciata di dexedrina "per dare una sferzata al cuore".

Le cause di un malessere così profondo da portarlo ad una tale dipendenza erano diverse.

In primo luogo, la morte della madre e il divorzio da Priscilla. Poi il fatto che le spese pazze stavano mettendo in pericolo - quasi alla bancarotta - le pur congrue sostanze, nonostante la quantità di denaro che affluiva da ogni parte.

I film non riscuotevano il successo previsto, dato il basso livello artistico (forse escludendo *Paradise Hawaian Style* e *Flaming Star*), mentre lui aveva sognato di diventare un attore come Bing Crosby e Frank Sinatra.

Durante i primi anni del successo decine di ragazzine si erano letteralmente gettate tra le sue braccia: ora una donna doveva procurarsela, ma era divenuto obeso, pesante e impotente.

Per di più, l'ultimo anno l'angosciava l'imminente pubblicazione di un libro-scandalo, *Elvis: what happened*, che il giornalista S. Dunleavy aveva scritto in base a scottanti rivelazioni di due delle tre guardie del corpo.

Infine, la sempre più spossante astenia provocata dal diabete e dai disturbi digestivi, unita allo stress quotidiano (in un anno aveva fatto 160 concerti, a parte le esibizioni nei night-clubs), gli toglieva ogni voglia di lavorare.

Nello stomaco di Elvis Presley i medici trovarono un vero campionario di psicofarmaci: Codeina, Metaqualone, Diazepam (Valium), Etinamato, Eclorvinol, Amibarbital, Meperidina, Feniltoxamina.

Eppure la morte fu attribuita ufficialmente (ottobre del 1977) a "malattia cardiovascolare ipertensiva associata a cardiopatia aterosclerotica".

Al momento il referto convinse un po' tutti, compresa l'opinione pubblica. Ma le voci di dissensi verificatisi tra i componenti l'équipe che aveva effettuato l'autopsia (alcuni di essi sostenevano la tesi dell'avvelenamento a scopo suicida) si fecero sempre più insistenti, finché, due anni dopo, il *Memphis Commercial Appeal* pubblicò alcuni stralci di una copia clandestina dei reperti dell'autopsia, dal titolo "Concentrazioni quasi tossiche di farmaci nel sangue di Presley".

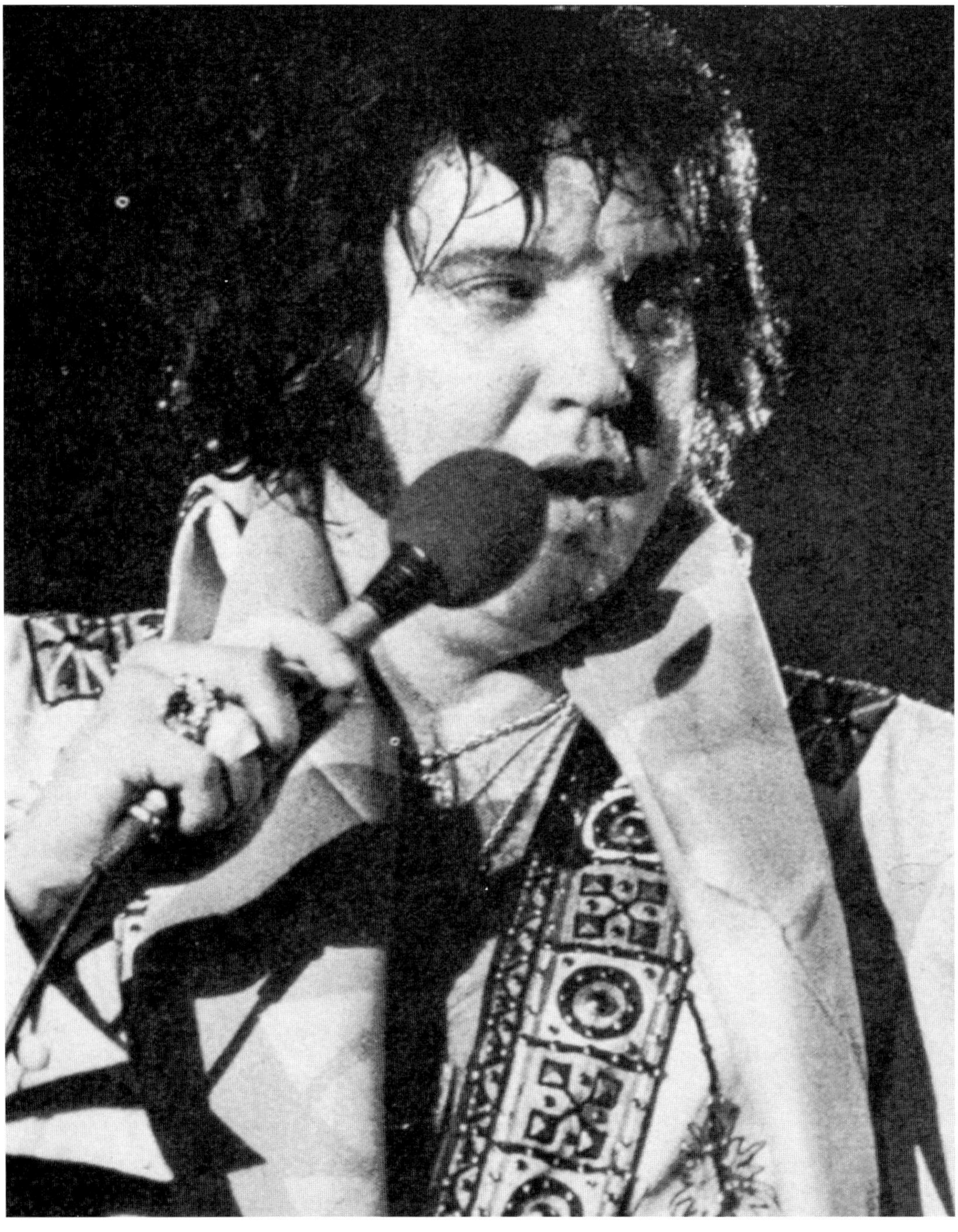

L'interesse per il caso così bruscamente riaperto divenne morboso. Si parlò di "insabbiamento" della verità fatto per salvaguardare l'immagine del cantante e gli enormi interessi che vi gravitavano intorno. Il dottor Nichopoulos comparve a ripetizione sui teleschermi smentendo sdegnosamente ogni accusa e ribadendo la tesi della crisi cardiaca.

Ma venne accusato dal Tennessee Board of Health di aver prescritto impropriamente al cantante ben 5.300 pillole in 7 mesi. Così nell'inchiesta che ne seguì fu accertato che negli ultimi due anni e mezzo Nichopoulos aveva permesso ad Elvis l'assunzione di almeno 19.000 compresse tra narcotici, stimolanti, sedativi e antidepressivi. Inoltre si seppe che quando il cantante trovava difficoltà nel rifornirsi di tali farmaci, prendeva l'aereo personale e andava ad acquistarli altrove, persino a Las Vegas e nelle Hawaii.

Oggi, ad ogni ricorrenza della morte del cantante la *querelle* si riaccende, come per Marylin Monroe. Morte naturale o suicidio?

Certo è che il cantante era perfettamente a conoscenza della pericolosità dei farmaci che prendeva, e che quel 16 agosto 1977 volle deliberatamente assumere tutte in una volta le dosi che frazionava nella giornata.

Oggi prevale l'opinione che in quel momento si sia voluta procrastinare la notizia del suicidio per evitare lo shock ad una massa enorme di giovani e nello stesso tempo salvaguardare l'immagine del cantante, avallando la tesi della morte cardiaca.

Resta d'altra parte il fatto che il referto finale dell'autopsia non è stato mai ufficialmente smentito.

Oggi, a distanza di venti anni la favolosa Graceland continua ad essere meta di un incessante pellegrinaggio di gente di ogni età e di ogni provenienza (50.000 visitatori l'anno, secondi solo a quelli della Casa Bianca). Non manca il *business:* per soli 15 dollari si può fare "l'Elvisian Tour" con tanto di visita al *Lise Marie* (il jet personale di Elvis, dal nome della figlia) e alle quindici automobili, tra le quali la leggendaria *Pink Cadillac,* all'interno della villa trasformata in un museo.

Anche Tupelo, la cittadina natale, è meta di pellegrinaggio, con tanto di reliquiario. Anche qui c'è aria di *business.* Ma quando appare la vecchia chitarra che mamma Gladys aveva acquistato in un negozio dell'usato per il piccolo Elvis, sembrano come per magia risuonare nell'aria le dolci, struggenti note di *Love me tender...*

Marcel Proust

IL TEMPO NON È PERDUTO

La sua stanza di lavoro l'aveva trasformata in una specie di bunker, con le pareti imbottite di sughero e le pesanti controtende a difesa delle finestre eternamente serrate. Una vera "prigione senza luce", come lui stesso la chiamava. I rumori provenienti dal sottostante Boulevard Haussmann lo infastidivano sino allo spasimo, accentuando il nervosismo e l'insicurezza. Echeggiavano nella stanza solo i penetranti colpi di tosse che accompagnavano i suoi accessi di asma.

Il primo di essi Marcel Proust l'aveva avuto a nove anni, durante una spensierata gita domenicale al Bois de Boulogne, alla periferia occidentale di Parigi. Scorrazzava allegramente sotto gli ombrosi ippocastani quando di scatto si fermò attanagliandosi la gola con le mani, dinanzi agli occhi atterriti della madre. Non poteva più respirare, e sembrò quasi stesse per morire.

Poi tutto si risolse in pochi minuti, ma da allora quel disturbo l'avrebbe accompagnato per tutta la vita.

Si era intorno al 1880, e sulle cause dell'asma poco o nulla si sapeva: soltanto con gli inizi del nuovo secolo se ne sarebbe scoperta la vera natura, dopo l'acquisizione del concetto di allergia. E non sapendo quale altra spiegazione dare, i medici dissero che il disturbo del piccolo Marcel era di natura psicosomatica, un'interpretazione questa che - nonostante tutti i successivi progressi sull'argomento - molti a tutt'oggi condividono facendosi forti delle tendenze neuropatiche del grande scrittore francese.

Del resto anche Adrien Proust, padre di Marcel, che era professore di Igiene alla Facoltà di Medicina, era convinto che l'asma del figlio non fosse che una scappatoia per sfuggire a ciò che non gli piaceva; essa sarebbe divenuta un comodo espediente per creare intorno a sé quella solitudine e quel silenzio "dai quali nascono i buoni libri". In realtà l'asma non impedì mai, o quasi mai, al giovane letterato di partecipare ad incontri o riunioni ai quali teneva in modo particolare. Va però tenuto presente anche un altro fatto: il primo attacco sopravvenne mentre il ragazzo si trovava in uno stato di quasi nevrosi maturata nell'infanzia e originatasi da un'ansia, un senso di colpa e di frustrazione provocati da un padre ora troppo severo ora troppo indulgente, oltreché dalle cure ossessive dell'intero ambiente familiare. Lo stesso scrittore crederà fermamente a questa fase psicosomatica, della quale incolperà anche i medici. Dirà un suo personaggio, il dottor Du Boulbon: "Ogni malato ha, nel corso della sua indisposizione, la sua piccola crisi di albumina, che il medico si affretta a rendere durevole segnalandola... Per un'affezione che guariscono con i medicamenti, i medici ne producono altre dieci in soggetti ben portanti, inoculando nella loro mente un agente patogeno mille volte più virulento di tutti i microbi: l'idea che egli è malato. Una tale credenza si diffonde con particolare efficacia tra i malati di nervi. Dite a uno di essi che una finestra chiusa è aperta dietro le loro spalle, e comincerà a starnutire. Fate credere di aver messo un po' di magnesia nella sua minestra, e sarà preso da coliche; che il suo caffè è più forte del solito e non chiuderà occhio tutta la notte...".

Al liceo Proust non è uno studente eccezionale; né lo sarà quando frequenterà il corso di Retorica e Filosofia. Nel 1889, per dare a sé stesso una prova della propria virilità, dopo aver preso coscienza di certe tendenze omosessuali, si arruola volontario nel 75° Reggimento di Fanteria di Orleans. Ma presto cambia idea, lascia il servizio militare e si iscrive alla Facoltà di Scienze Politiche della Sorbona.

Ma ciò che più l'attrae è la vita pigra del giovane ricco. Dal 1893 comincia a frequentare i salotti più alla moda di Parigi, dove diviene presto il "cherubino intellettuale" della principessa Matilde e della baronessa Rotschild. E proprio in quell'ambiente aristocratico e snob della Parigi *fin de siecle*, così lontano dagli scherni grossolani dei compagni di studio, che per i suoi atteggiamenti un po' effemminati e da damerino avevano impietosamente coniato il verbo *proustfier*, avrebbe trovato i modelli reali di tanti suoi personaggi. Per lungo tempo i rapporti con le donne saranno quasi sempre "filiali", soffocato com'è dall'edipico ricordo materno.

Nel frattempo Marcel è riuscito a pubblicare su alcune riviste qualche pezzo di modesta levatura. Nemmeno la raccolta di prose d'occasione sofisticate e mondane che aveva pubblicato qua e là e che uscirà nel 1896 con prefazione di Anatole France (*Il piacere e i giorni*) avrà molto successo.

Cerca di vincere l'insoddisfazione della mancata fama intensificando la frequentazione di compagnie mondane e pettegole e concedendosi lunghe vacanze, ma sempre in Francia, tranne qualche breve puntata in Olanda, Padova e Venezia.

Ma l'asma continua a perseguitarlo, dominando tutta la sua vita e suscitando in lui reazioni sado-masochistiche che spiegano - almeno in parte - il segreto di quell'anima tormentata anche dalle "intermittenze del cuore", cioè dagli alti e bassi affettivi. Anche i disturbi neurovegetativi, specie a carico del sistema digerente, si aggravano, e i medici non sanno come interpretarli. "Essi - dice Proust con un confuso elenco di astrusi concetti medici - potevano dipendere da spasmi nervosi non meno che da un inizio di tubercolosi, dall'asma, da una dispnea tossico-alimentare con insufficienza renale, da una bronchite cronica, oppure da una situazione complessa in cui confluiscono diversi di questi fattori. Ora, come rimedio, gli spasmi nervosi richiedevano di non esser curati seriamente dato che la tubercolosi esige grandi cure e un tipo di sovralimentazione nocivo per uno stato artritico co-

zialmente pericoloso per un'eventuale dispnea tossico-alimentare, che dal canto suo esige un regime nefasto per un tubercoloso".

Ma ciò che differenzia Proust dai precedenti pazienti "illustrissimi" è che mentre questi hanno cercato di combattere in ogni modo la malattia o le malattie che ne infirmavano le attività, egli ha accettato l'infermità come parte integrante dell'organizzazione stessa della propria vita, prestabilita dal Creatore. Così, mentre altri si sono chiesti come uscire da tale condizione e guarirne, Proust non l'ha considerata un nemico da sconfiggere bensì un ineluttabile compagno con il quale dover convivere nel migliore dei modi. Sino a porre il quesito se il medico e anche il chirurgo più audace non debbano per caso chiedersi se liberare un malato dalla sua malattia sia davvero una decisione ragionevole.

E lo scrittore trasforma la propria casa in una piccola clinica nella quale trovare pace, serenità e protezione, e soprattutto le forze morali e fisiche per creare.

Perché, allora, ci si può chiedere, Marcel Proust, così sensibile all'intimo nesso tra psiche e malattia fisica, si affida al dottor Cottard, "positivista" per eccellenza, che cerca di curarlo con un regime latteo-vegetariano, purghe, clisteri? Verosimilmente perché sa che Cottard è così occupato a ricercare e a curare le cause materiali del male da non poter scavare nella sua vita interiore, che considera come dominio esclusivo.

Per Proust, insomma, il medico deve limitarsi ad ascoltare le viscere del malato, senza però andare oltre, senza pretendere di ascoltargli la coscienza.

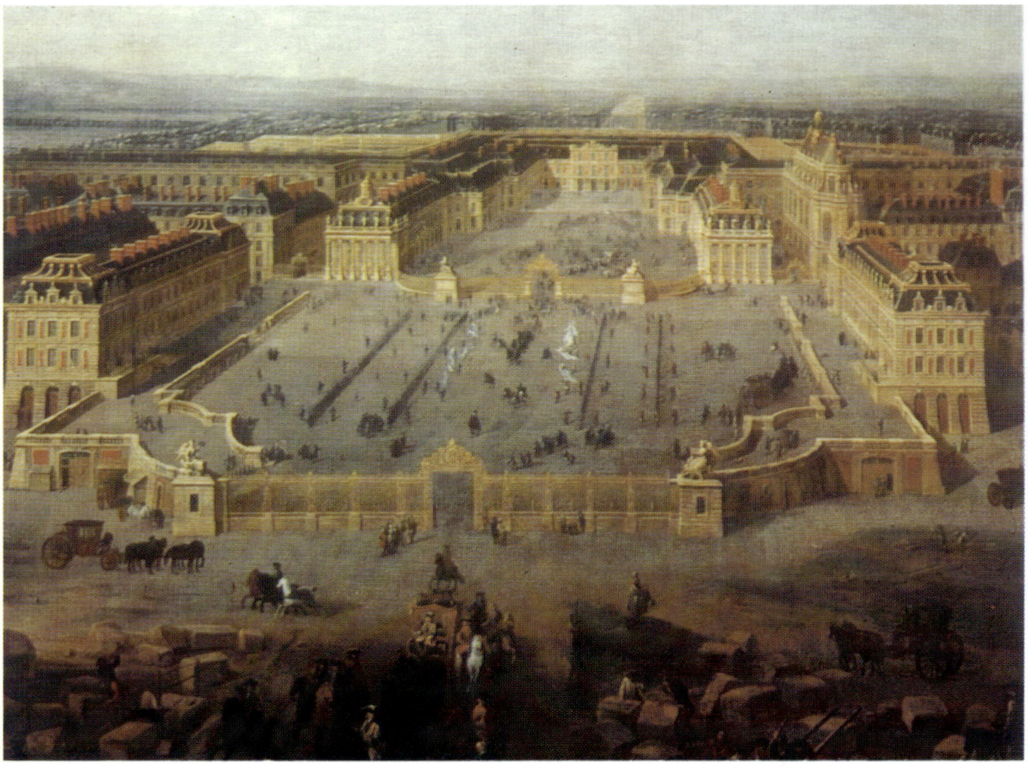

veduta del Louvre

Lui, lo scrittore, resta invece padrone assoluto della propria anima, il solo che deve scioglierne i nodi più complessi e sottili in una sorta di "autoterapia": la "creazione" letteraria.

Il giovane scrittore cadrà pian piano in un'indifferenza pressoché totale, ai limiti dell'abulia, nella quale rimarrà immerso per lunghi anni.

Nel 1905 riesce a diagnosticare con grande lucidità lo stato in cui si trova, e che accetta così totalmente da rinunciare a qualsiasi progetto di scrivere. Dice "di sentirsi sprofondato nell'impossibilità di volere, irretito in un solco profondo da dove non si può uscire da soli e dove finirebbe per consumarsi se non venisse una mano robusta a soccorrerlo. Il cervello, le gambe, i polmoni, lo stomaco sono intatti: ma non si ha alcuna capacità reale di lavorare, di esporsi al freddo, di camminare".

In una situazione così paralizzante, Proust è colto da fasi sempre più lunghe di amnesia, che l'angosciano profondamente; comincerà a combatterle soltanto quando inizierà a scrivere *La Recherche*: "Con la forza della volontà - dichiara ne *La Prigioniera* - è possibile reimparare ciò che l'amnesia del sonno o di una crisi ha fatto dimenticare".

Era solito addormentarsi all'alba, e nessuno osava disturbarlo prima di mezzogiorno. Dopo il *petit déjeuner*, alle quattro del pomeriggio leggeva, scriveva qualche lettera o correggeva uno scritto. Se gli andava, la sera usciva per incontrare qualcuno, rientrando verso le due del mattino per immergersi nel lavoro. Talvolta rimaneva due o tre giorni senza coricarsi.

L'insonnia lo accompagnerà negli anni successivi e nelle indimenticabili notti bianche gli farà rivivere il passato e riconsiderare il mondo: "Quand'ero fanciullo, non v'era personaggio che più compiangessi di Noè, prigioniero del Diluvio. Più tardi fui spesso malato, e per lungo tempo dovetti restare anch'io nell'Arca, e compresi che mai Noè poté vedere il mondo meglio che dall'Arca, nonostante fosse chiusa e la notte regnasse sulla Terra... E anche quando divenni adulto volli rimanere nella mia casa".

Marcel attende nella sua arca imbottita di sughero che la sua notte finisca. Cesserà allora anche quell'insicurezza spirituale, compagna di quella fisica procuratagli dall'asma? Ma proprio come per l'asma, "niente annuncia l'insorgere delle crisi, niente la fine".

E con l'insonnia avrà anche modo di sperimentare una nuova forma di quell'oblio dello spirito che invano va cercando nel sonno naturale: il sonno indotto dagli ipnotici, con tutti gli effetti negativi cui si accompagna. Egli ne farà largo uso, acquisendo la pessima abitudine di contrastarne gli effetti residui bevendo enormi quantità di caffè. Negli ultimi venti anni di vita spenderà per questi farmaci oltre 500 franchi al mese, una cifra esorbitante per quei tempi.

Tornando al 1905, anno di morte della madre, i brevi sonni che lo scrittore riesce a fare non sono nemmeno dei più riposanti, tormentato com'è da un assurdo complesso di colpa. È allora che si immerge nello studio delle malattie nervose e del loro trattamento, al tempo basato essenzialmente sulla suggestione e l'ipnosi. Agli altri si aggiunge un altro disturbo non meno fastidioso e subdolo: l'anoressia. L'alimentazione, già molto parca, si riduce progressivamente ad un po' di latte, a un paio di croissant o ad una sogliola. Un'anoressia ingravescente e irreversibile, che porterà alcuni storici a supporre che egli sia letteralmente morto di denutrizione (negli ultimi mesi di vita si sarebbe attenuto ad un regime di digiuno quasi totale).

Vittima di una situazione così opprimente Proust decise finalmente di uscirne in qualche modo. E si ricoverò nella dorata clinica del dottor P. Sollier, noto studioso dei problemi della memoria, a Boulogne-sur-Seine. Durata della cura prevista, sei settimane.

Doveva trattarsi della "mano robusta" che avrebbe potuto risollevarlo dal buio in cui era precipitato.

Ma l'aiuto sperato non venne. Il paziente stabilì con il medico un rapporto di superiorità e quindi di incomunicabilità reciproca. Quando tornava a casa era - più di prima - "incredibilmente malato".

Era giunto il momento di ricostruire la propria vita laddove la medicina aveva fallito. Convinto proprio da questa esperienza della "decadenza del medico" nella sua qualità di terapeuta dei mali nervosi, Proust capisce che per poter vincere la propria *paresse,* cioè l'indolenza, deve pensare a qualche rimedio che nessun medico gli avrebbe mai prescritto. Proprio come nessun medico ha saputo guarirgli l'asma.

È a questo punto che Proust delinea chiaramente la propria strategia di lotta nei riguardi della malattia: non una lotta a viso aperto, uno scontro frontale come si fa con un nemico da piegare e da distruggere. Meglio circondarla d'astuzia, magari blandirla come una bella donna, e carpire da essa ciò che di più vantaggioso può dare.

Proust riprende finalmente gli studi sullo scrittore inglese John Ruskin e traduce la sua opera *Sesamo e gigli,* prima di abbandonarli per sempre.

Ormai ha volto le spalle alla Parigi salottiera per ritirarsi nell'intimità della sua arca. E qui, nella riflessione del tempo perduto, nella quasi buia solitudine della stanza immersa nei vapori dei suffumigi, ritorna a vivere la sua penna piena di estro, di stile, di espressione, di sottile analisi psicologica proprio di quel mondo vuoto e fatuo, sornione e pettegolo.

Proust inizia la sua grande opera letteraria, *Alla ricerca del tempo perduto,* un monumentale ciclo di sette romanzi al quale lavorerà sino agli ultimi giorni della sua vita. Nel 1913 esce il primo volume, *La strada di Swann,* a sue spese. Poi, tra il 1919 e il '22 compariranno *All'ombra delle fanciulle in fiore, Guermantes* e *Sodoma e Gomorra.* Le ultime tre parti (*La prigioniera, La scomparsa di Albertine* e *Il tempo ritrovato*) saranno pubblicate postume tra il 1923 e il '27.

Nella *Recherche* il protagonista si esprime in prima persona e si identifica sostanzialmente con l'Autore. Anche molti personaggi si riferiscono a persone realmente esistenti e da lui conosciute, in particolare i medici.

Ad esempio, il dottor Cottard compendia difetti e pregi di vari professionisti parigini: avaro, ignorante, volgare, privo di spirito, diviene sempre più

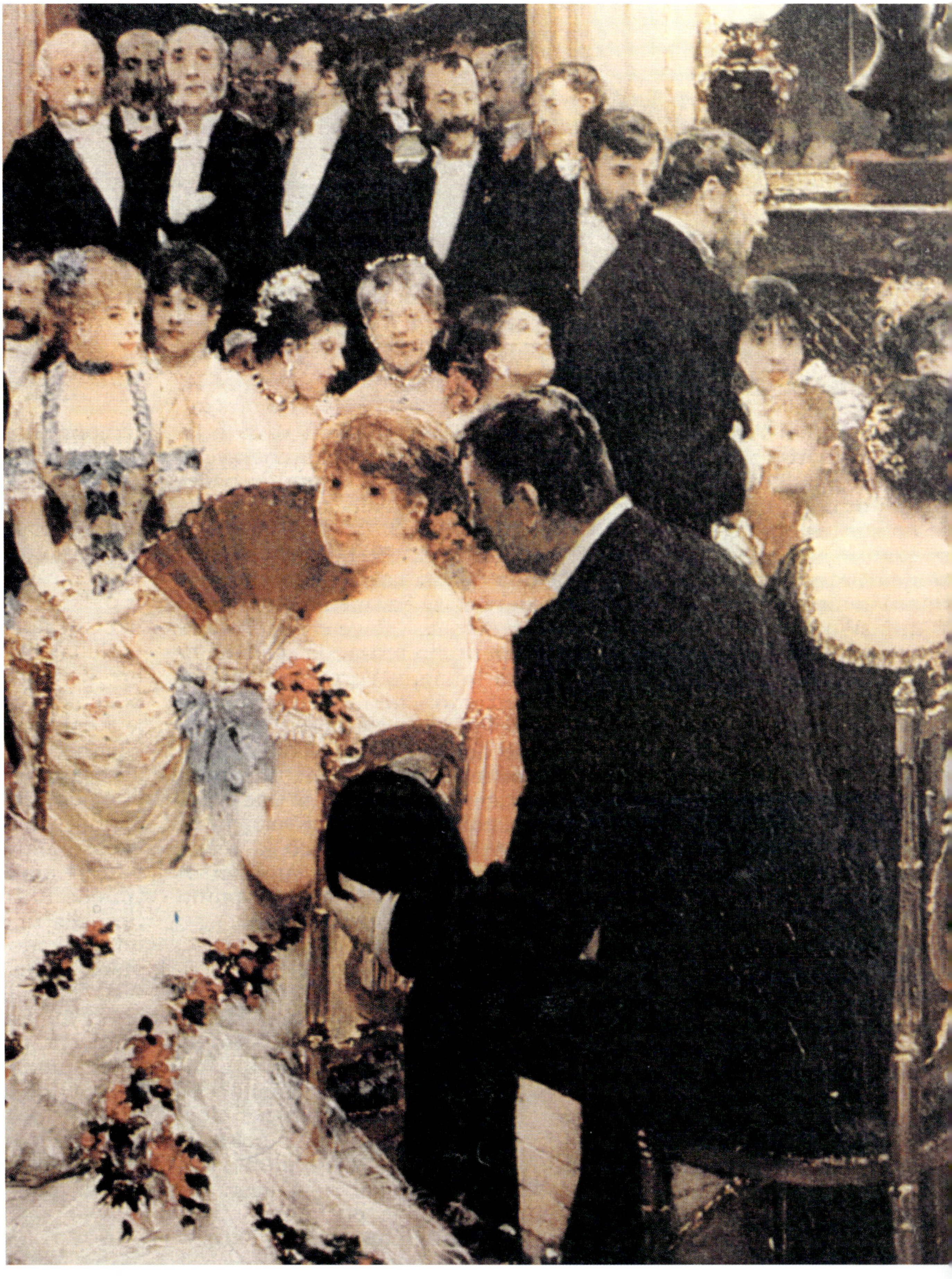

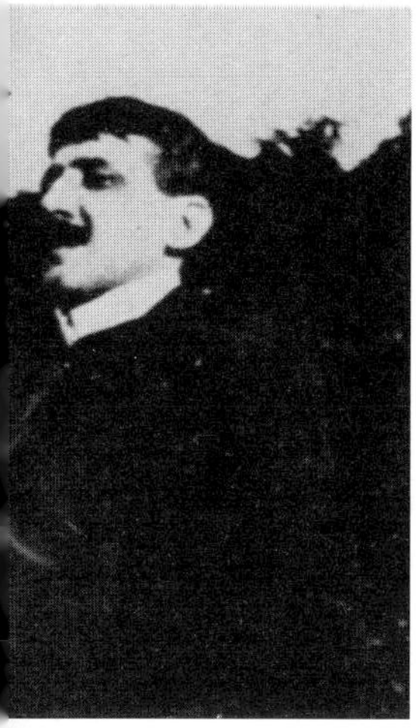

nel 1921

sgradevole a mano a mano che cresce d'importanza, al punto da rifiutare di occuparsi del braccio ferito della cuoca per non sporcarsi lo smoking. Eppure, riesce a centrare infallibilmente ogni diagnosi e quando guarisce l'asma del narratore questi è costretto a riconoscere che "quell'imbecille era un grande clinico".

Un altro personaggio, Du Baulbon, specialista in malattie nervose (anch'egli ispirato ad un medico parigino), considera di origine "mentale" un caso di nefrite, mentre il "professor E." chiamato al capezzale della stessa paziente inizia la visita mettendosi a declamare versi. Al dottor Dieulafoy, invece, forse affidandosi al nome che evoca la fede in Dio, Proust assegna l'ingrato compito di intervenire quando è troppo tardi.

Né l'Autore è certo tenero verso gli altri medici, i quali ai suoi occhi "sembrano attori che recitano intorno al corpo dell'ammalato, chiamati non tanto per curare quanto per constatare, come fanno i notai". "La medicina è il compendio degli errori e delle contraddizioni dei medici" sentenzia. "La medicina, quando non riesce nella cura, si dà da fare modificando il senso del suo linguaggio". Anche se poi è del parere che "credere alla medicina sarebbe la più grande follia, se non crederci non fosse una follia ancora più grande, perché da questo ammonticchiarsi di errori sono poi saltate fuori, alla lunga, alcune novità".

Nella *Recherche* l'Autore mostra un uso del tutto adeguato della terminologia medica, proprio di chi ha conoscenza del male e ha dimestichezza con esso, anche quando se ne serve in senso metaforico. "Del resto - scrive - dimenticate che mio padre e mio fratello sono medici, e io ho avuto sempre il pallino di leggere nei loro libri... Mio padre voleva che io facessi medicina, ma ho preferito la retorica e la filosofia".

I suoi personaggi parlano spesso come dei veri medici e non sono poche le pagine dense di immagini mutuate dal linguaggio tecnico della chirurgia, della tossicologia, della biologia, della neurologia, della farmacologia.

Proust analizza ad esempio un amore in termini di malattia, con il decorso, la diagnosi, i rimedi e l'eventuale guarigione, come nel racconto della crisi sentimentale tra lo scrittore e Gilberte: "radiografa" l'animo di Gilberte quando si accorge di esserle diventato importuno; chiama "sofferenza intollerabile" e "palpitazione di cuore" l'attesa di una lettera, al cui mancato arrivo segue la "depressione". Ma ecco che giunge il rimedio: un biglietto della donna amata, che chiede di vederlo. Solo allora egli può "respirare a pieni polmoni". Il mal d'amore e l'asma sono le due facce di una stessa malattia, di un'angoscia morale e fisica insieme.

E l'amore di Swann per Odette è il "vibrione" che unito a quello della gelosia provocherà angoscia, insonnia, depressione e tic nervosi. Poi però comincia la ripresa: l'infatuazione per Odette comincia a svanire e lui "elimina progressivamente le tossine patogene", entra in convalescenza, non l'ama più. È guarito. E si sente ormai immunizzato verso il "mal di Odette", tanto che alla fine la sposa, proprio come un organismo viene a patti con i germi inoffensivi di una malattia ormai vinta.

…tto parigino dell'epoca

Scrive sfiduciato agli inizi del '22 a un amico: "Ho sofferto molto perché devo finire il mio libro, e perché la vita stessa non ha più senso per me".

L'asma che aveva colpito Marcel adolescente continuava intanto ad assillarlo. A nulla valevano, per prevenirne gli accessi, i consigli dei medici di bere un po' di birra, cognac o champagne, in modo che "gli attacchi venissero esauriti dall'ebrezza dell'alcool", o di ricoprirsi con vesti di lana imbottite di ovatta anche d'estate.

Nemmeno le sigarette "antiasmatiche" sortivano grandi effetti. Si trattava di sigarette fatte con le foglie di varie piante medicinali, ad esempio lo stramonio (dotato di proprietà antispastiche) e la salvia, dalle quali il paziente aspirava a pieni polmoni il fumo (questo si poteva anche aspirare con la pipa). Anche il giusquiamo, commisto con la belladonna e il lauroceraso, era usato allo stesso scopo. E addirittura l'arsenico veniva impiegato nel tentativo di combattere l'accesso asmatico. In questo caso la carta della sigaretta era imbibita di una soluzione molto debole di arseniato di sodio: per combustione si formava carbonato di sodio e l'arsenico liberato con il fumo si depositava sulla mucosa bronchiale. Se il paziente non sopportava la sigaretta o la pipa, poteva ugualmente inalare il "fumo benefico" di foglie secche bruciate nella stanza.

Il 1922 è l'anno fatale per Proust. Il 1° maggio egli ingerisce una fiala di adrenalina non diluita, che gli provoca tremendi dolori di stomaco. Il 16 dello stesso mese dichiara: "Questa notte ho messo la parola fine [al libro]. Ora posso morire".

In ottobre la situazione precipita. Dopo un'infreddatura comincia a tossire violentemente e rifiuta in modo fermo le iniezioni di olio canforato che il dottor Bize vuol praticargli. Interviene un altro medico, il fratello Robert, molto noto e rinomato per aver tra l'altro messo a punto un metodo di intervento chirurgico per via perineale per il trattamento dell'ipertrofia della prostata e dei calcoli vescicali molto seguito agli inizi del nostro secolo.

Robert vuol portare Marcel in una clinica, ma egli si oppone recisamente, ordinando anzi a Celeste, la governante, di "non far più entrare in casa rappresentanti della medicina."

Non segue nemmeno la dieta prescritta, ma si nutre solo con la frutta cotta e il latte caldo che Celeste gli prepara amorevolmente. L'unica variante è la birra gelata.

Ormai Proust fa fatica a respirare, e per comunicare scrive delle brevi frasi, evitando di parlare. La situazione si aggrava il 17 novembre, quando lo scrittore confida a Celeste: "Se passo la notte, dimostrerò ai medici che sono più forte di loro. Ma è bene passare la notte? Credete che ci riuscirò?".

Lavora sino alle due di notte, poi chiede alla governante del caffè "per far piacere a voi e a mio fratello".

Alle 8 del mattino seguente Celeste entra nella sua camera, accingendosi a spegnere il lume, ma Marcel la ferma. "No, non lo spegnete! Vedo qui nella stanza una grossa donna nera, orribile, e voglio guardarla bene!". Poi chiede della birra e spedisce Odilon, un taxista di sua fiducia, ad acquistarla al ristorante Ritz. "Vedrete, Celeste, che la birra arriverà troppo tardi".

Alle 10 il dottor Bize gli pratica un'iniezione di canfora; poco dopo arriva Robert, che gli mette sui piedi una coperta e cerca invano di applicargli delle coppette. Visto come stanno le cose, ordina a Odilon di andare a prendere dell'ossigeno.

Lì per lì Proust se ne giova, ma nel pomeriggio le sue condizioni precipitano. Anche un terzo medico deve rendersi conto che non c'è più nulla da fare.

Verso le diciassette e trenta di sabato 18 novembre, Robert si accorge all'improvviso che il fratello lo sta guardando fisso, senza più espressione, e non gli resta allora che chiudergli pietosamente gli occhi.

Quel colpo di freddo era stato fatale allo scrittore, certamente micidiale per il suo sistema respiratorio tanto compromesso e l'organismo così debilitato dalla mancanza di moto, di aria pura, di nutrimento. C'è chi lo fa risalire ad una rigida sera di fine settembre quando Marcel si recò, contro il parere dei medici, ad una serata mondana in casa della contessa Beaumont. "Un ricevimento mondano, dunque - scrive G. Macchia, tra i maggiori studiosi di Proust - come anticamera della morte. Nulla di più proustiano: un addio come ad una grande, gentile mascherata".

Pierre-Auguste Renoir

DIPINGERE LA GIOIA

"Da ragazzino entravo spesso nelle gallerie di scultura antica, in fondo senza sapere perché; forse perché attraversavo i cortili del Louvre tutti i giorni e quelle sale erano facilmente accessibili e non c'era mai nessuno... Il mio sogno era di entrare nelle manifatture di Sevres...".

Appena finite le elementari Pierre-Auguste Renoir entrò così in una bottega in cui si dipingevano a mano uccelli, fiori e tanti profili di Maria Antonietta su tazze, vasi e piatti di porcellana; i manufatti venivano poi spediti in Oriente con la marca contraffatta di "Sevres". In quella bottega imparò a dipingere con pennelli sottili, rotondi e affilati, e con colori fluidi; esperienza questa che l'avrebbe accompagnato tutta la vita: sfruttando al massimo la limpidezza di un colore che lascia trasparire il fondo su cui è stato applicato, il pittore riuscirà a stabilire con esso un accostamento invece di nasconderlo.

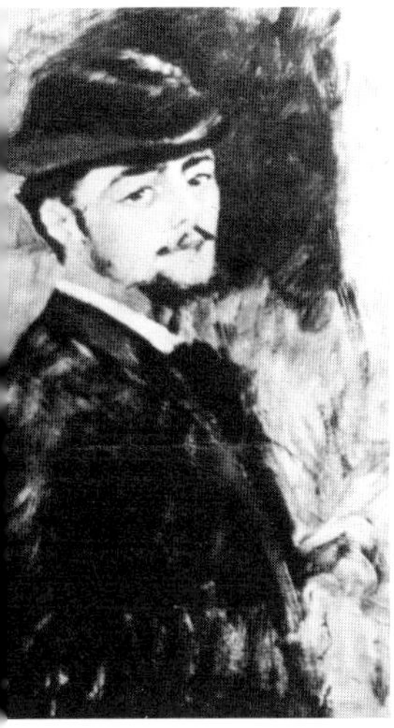

Dopo quattro anni di apprendistato, l'ormai diciassettenne Renoir (era nato a Limoges il 25 febbraio 1841) vide crollare i suoi sogni. Le macchine si stavano sempre più sostituendo all'uomo, anche nel campo della pittura su porcellana. "Allora mi sono messo a dipingere ventagli. Poi un giorno, a seguito di un avviso, entrai nella bottega di un decoratore, dove si eseguivano con la vernice dipinti su tessuto satinato, per servir da vetrate alle chiese smontabili che i Gesuiti si portavano appresso non so dove... Di quel mestiere non sapevo un bel niente. Aspettai fino a sera l'uscita dalla bottega di un operaio di cui m'era piaciuta la faccia, e davanti a una bottiglia mi feci spiegare il procedimento. Il giorno dopo dipingevo secondo la nuova tecnica, con grande soddisfazione del padrone...".

Con il denaro guadagnato il giovane si iscrisse all'École des Beaux-Arts, entrando nell'ambiente di "veri" pittori come Monet, Sisley, Bazille... A chi gli chiese un giorno perché mai volesse dipingere rispose, quasi provocatoriamente, "per divertimento".

In quella risposta c'era tutto il futuro del grande Renoir. Egli dipinse davvero per divertimento, senza pensar mai di essere investito di qualche missione o "di dover salvare la Repubblica", come diceva ridendo. Il suo pennello avrebbe ritratto paesaggi, fiori, frutta, gente comune, i canottieri della domenica e i balli popolari, ma mai soggetti enigmatici e sublimi, grandi personaggi. Non inseguiva la gloria accademica riproducendo qualche potente; gli interessavano solo le realtà pittoriche nuove, personali, e non le banali richieste della clientela che pur cominciava a provare interesse per le sue opere. Insomma, un pittore senza complicazioni.

La guerra franco-prussiana lo vide impegnato a Louvenciennes; durante l'attacco di Beaune-la-Rolande cadde l'amico Bazille. Nel 1872 le cose cominciarono a mettersi un po' meglio: Degas e Monet lo presentarono ai mercanti d'arte Duret e Durand-Ruel e il promettente pittore venne a contatto con l'intellettualità parigina, con quelli che contavano. Nel 1874 espose con il suo gruppo, ormai detto "degli impressionisti", ma la vendita del 1875 all'Hotel Drouot andò deserta.

Poi nel 1881 sposò Aline Charigot d'Essoyes, una robusta donna della provincia che gli avrebbe dato due figli, Pierre (il grande attore drammatico) e Jean (il noto regista cinematografico).

Tutto bene insomma. Anche la salute. Nulla lasciava presagire che tra poco più di una decina di anni le prodigiose mani del pittore sarebbero state ridotte ad un mucchietto di ossa rattrappite da una malattia che presto si sarebbe estesa alle altre articolazioni. Modernamente la si può inquadrare nell'artrite reumatoide (allora alcuni la indicavano come poliartrite cronica).

Eppure, come si dirà, man mano che l'artrite reumatoide gli rattrappiva progressivamente le mani e che i movimenti divenivano limitati, il suo colore sarebbe risultato più trasparente e la pittura corposa.

Tornando a quegli anni, Renoir affronta la novità e l'ebbrezza dei grandi viaggi non solo per l'interesse che ha per i paesaggi e per le cose nuove, ma per un vero e proprio impellente bisogno di muoversi, per il piacere di spostarsi fisicamente nello spazio. Viaggia nel sud della Francia, in Italia (nel 1882 a Palermo, mentre dipinge un "Ritratto di Wagner", si ammala di polmonite), in Spagna. Ma è di fronte a Raffaello, a Belozzo Gozzoli, a Pier della Francesca che resta profondamente turbato, sentendosi poco più che un apprendista. A Pompei scopre l'uso dei bruni e con Velasquez si immerge nella sconvolgente atmosfera del realismo barocco.

La sua arte ne esce come sconvolta e quelle tendenze che prima erano apparse qua e là timidamente, come un preludio interrotto, esplodono ora con una forza travolgente. Così, da questo viaggio Renoir è spinto a meditare sull'importanza della composizione; si chiude allora il periodo propriamente impressionista (1875-80) e inizia quello "agro", nel quale egli pone maggiore attenzione ai problemi della costruzione (ad esempio i nudi femminili sono ritratti in modo più studiato).

A questo periodo ne seguirà un altro definito "madreperlaceo", contrassegnato da una tecnica definita "morbida e grassa", quale emerge ne *La vendicatrice del male* e in varie "bagnanti".

Nel 1897 Renoir ha un incidente: mentre impara ad andare in bicicletta cade e si rompe il braccio destro. La frattura guarisce senza particolari difficoltà, ma dopo qualche mese compaiono dei dolori molto intensi alla spalla destra.

La malattia sta facendo il suo corso.

Ha bisogno di sole, e spesso si recherà nel nord della Francia, per stabilirsi poi all'inizio del nuovo secolo a Cagnes-sur-Mer nella piccola proprietà del Collettes. La malìa del Sole, che non è semplicemente un linimento per le sue membra ormai perennemente dolenti ma una necessità espressiva, l'afferra totalmente e ne fa il pittore della gioia e della luce.

È difficile stabilire una data per l'inizio della malattia articolare che in pochi anni lo rende invalido. Uno dei primi episodi noti risale al 1898, ma sicuramente i sintomi si erano già presentati molti anni prima. Infatti in una fotografia che riprende il pittore mentre sta fumando una sigaretta sulle scale della sua residenza di Chateau des Brouillards, a Montmartre, le articolazioni carpo-metacarpiche e metacarpo-falangee appaiono rigonfie.

Nell'aprile del 1892, ad un ricevimento, Renoir viene descritto come "estremamente nervoso, le mani già deformate, il viso con un tic". In quel periodo gli vennero somministrati antipirina e gli immancabili purganti; gli fu anche prescritta una cura delle acque, che egli accettò di buon grado, anche se poco fiducioso, nella speranza di poter in qualche modo conservare integra la propria manualità.

Certo è che nel 1904 le sue mani erano già deformate, come risulta dalla lettera che scrisse verso la fine di quell'anno all'amico pittore Manet: "Non posso più usarle come prima... Ciò mi irrita molto... Il male avanza lentamente, ma senza remissione; l'anno prossimo starò un po' peggio, e così via. Ormai è una specie d'abitudine".

Ma nel dicembre del 1888 Renoir era stato colpito anche da una paralisi del nervo facciale che gli aveva modificato l'espressione del viso. Una forma non delle più gravi, ma che deformava un po' la bocca e rendeva lo sguardo alterato.

Il pittore l'attribuì ad un reumatismo, come risulta da una lettera indirizzata a Manet: "In campagna adesso ho una paralisi facciale reumatica... Per farla breve, metà della testa è immobilizzata e inoltre mi sono stati prescritti due mesi di applicazioni elettriche... Vietato uscire ed esporsi al freddo".

I medici non avevano grandi mezzi a disposizione e le cure non apportarono grandi vantaggi: malgrado qualche miglioramento spontaneo, le cose rimasero pressoché immodificate.

Le speranze di guarire svanirono pian piano. Subentrò la rassegnazione, ma non l'inattività.

Ormai il nome di Renoir era conosciuto al di fuori della Francia ed egli otteneva riconoscimenti internazionali un po' dovunque, anche in America. E con la fama arrivò l'agiatezza, forse un po' in ritardo, dal momento che la malattia aveva notevolmente ristretto le sue ambizioni e necessità quotidiane.

Nel 1906 un nuovo attacco di artrite lo relegò a letto: poté rimettersi in piedi solo con l'aiuto delle grucce. Ma presto anche le gambe l'abbandonarono, tanto che nel 1910 per muoversi doveva usare una sedia a rotelle. Una "portantina" lo trasportava nei giardini del Collettes, sotto gli ulivi.

La malattia continuò imperterrita: nel 1917 la ginocchia erano completamente rigide, in flessione, e comparvero anche ulcere da decubito. Le soffe-

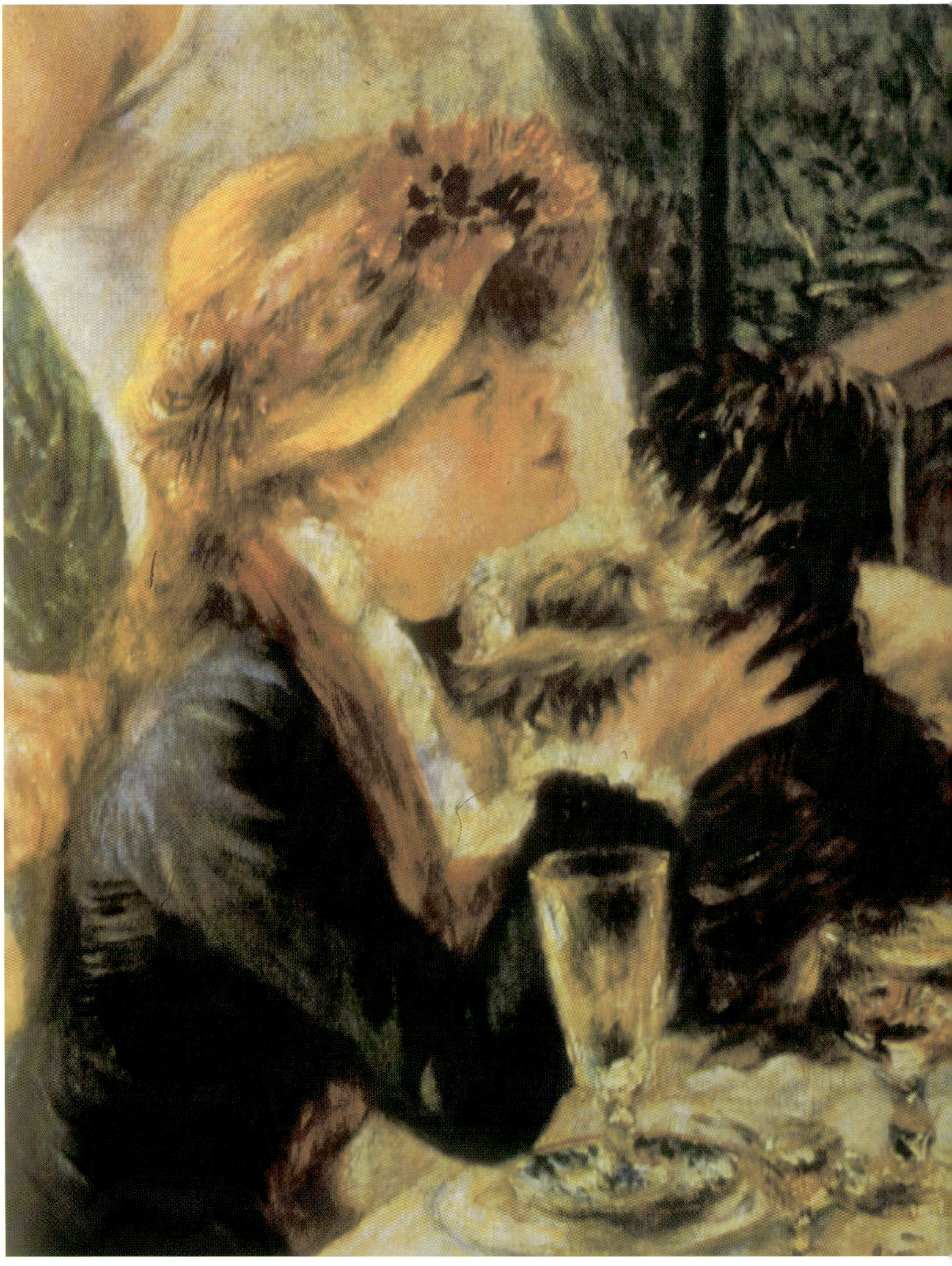

Renoir: *La colazione dei canottieri* (1881, particolare)

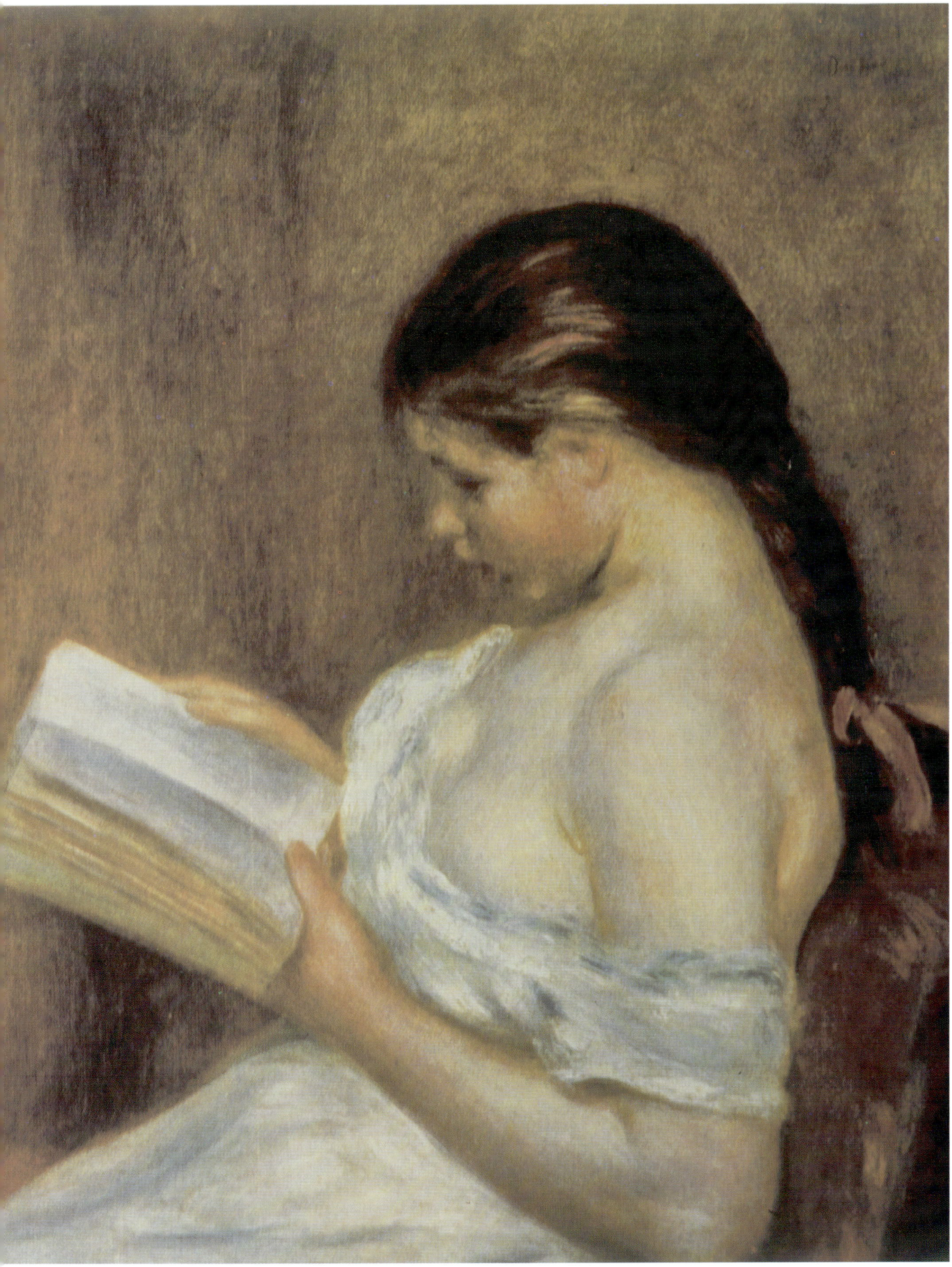

Renoir: *Fanciulla che legge* (1892-95)

renze si acuirono quando egli seppe che i due figli erano stati feriti in guerra, inoltre in quello stesso periodo la moglie morì di diabete. Ma più soffriva, più lavorava.

Le penose condizioni fisiche del pittore sono testimoniate dal biografo René Gimbel, che lo vide nel marzo 1918, e collimano in modo sorprendente con le raffigurazioni di Albert André e con le fotografie scattate in quel periodo: "Mentre è seduto, ha uno sguardo fisso, i gomiti aderenti al corpo, gli avambracci finiscono come due monconi circondati da sottili bende; le dita sembrano recise alla radice, le ossa puntute spiccano sotto la pelle tesa. Ma no: le sue dita sono qui, quasi infisse nel palmo, scarne come le zampe di un pollo pronto per lo spiedo".

Renoir paventava che le sue mani si bloccassero completamente. Ma anche se poteva ancora muoverle, la funzione prensile delle dita era notevolmente compromessa.

Non sappiamo in che modo egli fosse solito tenere il pennello quand'era giovane, ma dall'esame dei dipinti è lecito desumere quale posizione avesse successivamente adottato. È facile capire che il pennello è incastrato nel primo spazio metacarpale, tenuto da una presa latero-laterale tra le articolazioni prossimali dell'indice e del medio. Inoltre, la debolezza dei muscoli estensori della mano e delle dita impone all'avambraccio una posizione pressoché verticale di fronte alla tela, in particolare perché la spinta in avanti del braccio dev'essere stata ostacolata dal cointeressamento scapolo-omerale. Lo stesso pittore si chiedeva come facesse a dipingere.

Proprio in quanto era conscio dell'ineluttabile progressione della malattia egli era ricorso ad alcuni espedienti per non dover rinunciare definitivamente alla propria passione inventando dei semplici dispositivi per poter in qualche modo conservare l'estensione delle dita e controbilanciare la presa del pennello. Alla fine, quando il blocco quasi totale della spalla gli impedì di raggiungere con la mano la parte superiore della tela, si fece preparare un cavalletto dotato di due cilindri che avvolgevano e svolgevano la tela. Nell'ultimo anno preferì dipingere in largo e non in altezza.

Scrive di lui il figlio Jean: "Il suo corpo si andava sempre più pietrificando, le mani rattrappite non potevano afferrare più nulla... La pelle gli si era fatta talmente tenera che il contatto con il legno del pennello gli procurava ferite. Per evitare un simile inconveniente, si faceva mettere un pezzo di tela sottile nel cavo della mano. Le sue dita abbracciavano il pennello più che tenerlo. Ma il braccio gli rimase sino all'ultimo respiro saldo come quello di un giovane".

Il danno ai muscoli estensori della mano e delle dita lo costrinse a stendere i colori sulla tela con pennellate brevi e rapide come i colpi netti del becco di un uccello. Gli tornava infatti molto difficile dare delle pennellate lunghe, e poiché la trama della tela nei suoi quadri risultava talvolta visibile, si può desumere che per dipingere si sia servito di una tecnica "a sfregamento".

Con l'ausilio di speciali apparecchiature, studiosi dell'Art Institute di Chicago hanno recentemente confermato che per dipingere il quadro *Nudo seduto* Renoir ha usato non più di 5-7 colori di base per creare quei fantastici ac-

Il pittore nel 1910

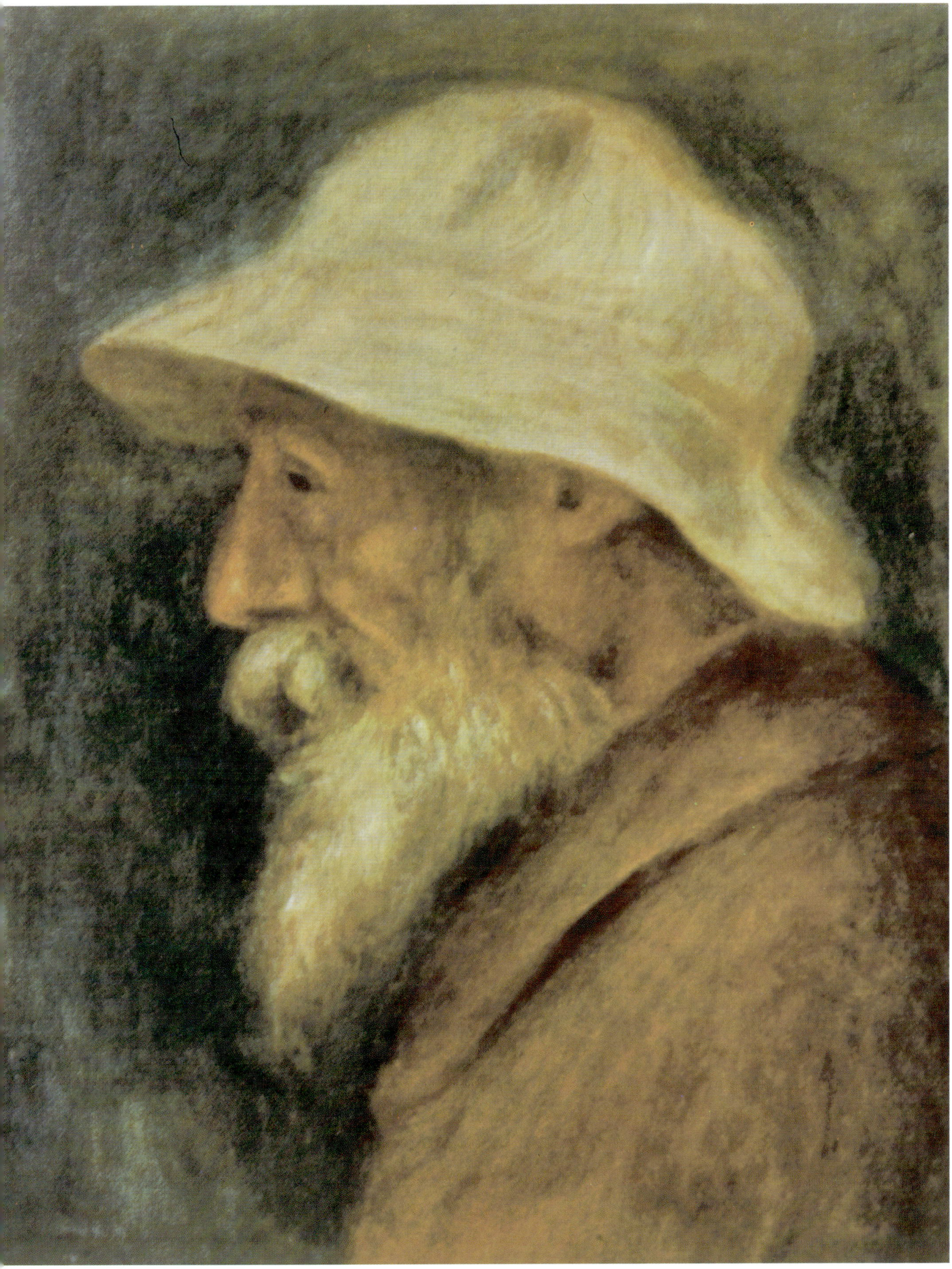

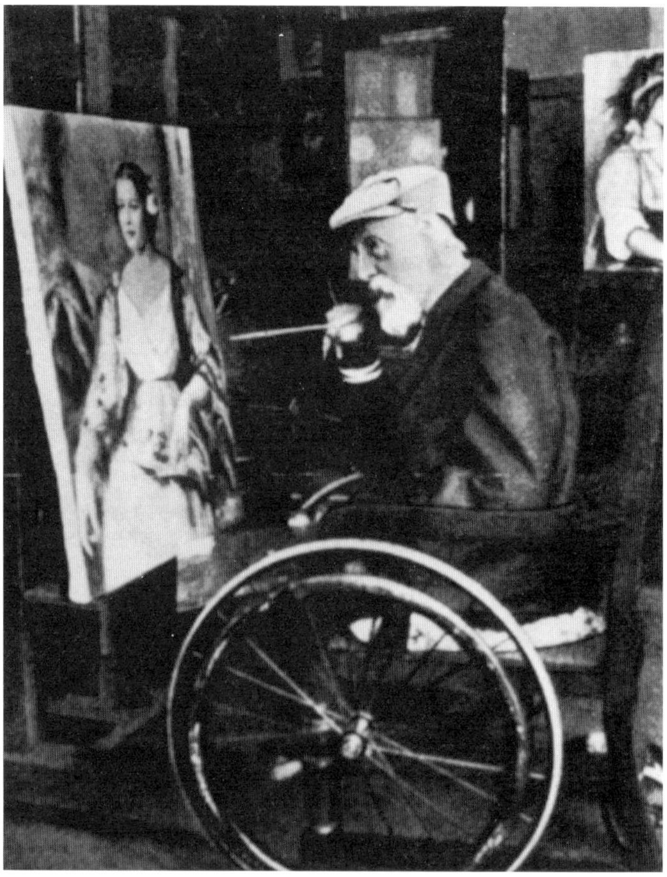

costamenti cromatici, mentre nei primi dipinti applicava il colore, ricco e spesso, "bagnato su bagnato", il che vuol dire che dipingeva rapidamente e in modo deciso e che sapeva esattamente come rendere un particolare effetto.

Pertanto, come si detto, nelle sue ultime opere la pittura si assottiglia e viene attuata con pennellate brevi e con infiniti tocchi, uno molto vicino all'altro, per cui la superficie risulta più uniforme.

Ma è facile cadere nella tentazione di ascrivere qualsiasi variazione di tecnica alla malattia. Ad esempio, le mani quasi informi dipinte ne *Il prato* (1890) sono antecedenti alla comparsa dell'artrite. Né la malattia deve aver molto influito sull'ispirazione, dal momento che dalle tele nulla traspare riguardo un possibile stato di ansia o di paura della morte. Al contrario, i dipinti di maniera, le scene di vita, i quadri dietro ordinazione gli forniscono l'opportunità per rappresentazioni allegoriche o mitologiche; le stesse *Grandi bagnanti* sono un esempio di questa tendenza del pittore alla rappresentazione di un paradiso terrestre popolato di nudi opulenti, immersi nella visione di un mondo senza tempo.

I colori virano dai toni aspri alle sfumature calde. Il rosso dominante contrasta con il verde e con le zone di blu e sprigiona il senso di una pittura gioiosa.

La malattia è stata quindi solo uno degli eventi che hanno influenzato la sua pittura, forse limitandosi a modificare qualche dettaglio tecnico, ma non i contenuti. Insomma, Renoir ha dipinto sino agli ultimi giorni della sua vita spinto unicamente da una visione serena del mondo e dal piacere di creare.

L'amore per il proprio lavoro era sempre stato per lui la migliore medicina, come aveva scritto dieci anni prima all'amico André: "Sono così contento di dipingere, anche in età avanzata, che mi viene ancora da sognare ed esultare".

Aveva esercitato quell'arte, che definiva "non una fantasticheria ma un mestiere manuale da bravo operaio", proprio come consigliava a chiunque volesse incamminarsi su quella strada.

Il 3 dicembre 1919, a letto per un edema polmonare, il pittore chiese la tavolozza e i pennelli e si mise a dipingere gli anemoni che la fedele governante gli aveva portato. Ma non ebbe il tempo di finirli: morì guardandone incantato i colori.

Gioacchino Rossini

MALI IN "CRESCENDO"

La lettera del dottor Mordani era piuttosto esplicita:

La luce del suo alto intelletto par vicina a oscurarsi. Mi hanno contato alcuni che usano alla sua casa, com'egli mette spesso lamenti e sospiri e rompe improvviso in dirottissimi pianti. Invoca che lo uccidessero esclamando: "A che venni, e che fo io in questo mondo?". E più d'una volta fu tentato d'uccidersi, senza avere poi l'animo di farlo.

Un depresso di non poco conto, il grande musicista pesarese, ed anche in precarie condizioni fisiche: in una foto del 1855 mostra più dei suoi sessantatre anni, presentandosi sparuto, la bocca atteggiata in una "piega amara", lo sguardo spento, l'espressione e i lineamenti di chi non ha più voglia di niente. E nulla era rimasto dell'artista così attivo e intraprendente degli anni passati, quando sapeva lavorare giorno e notte senza mai riposarsi.

Nella sua prima giovinezza era solito trascorrere le serate in allegra brigata, spesso in compagnia di signore dai costumi non proprio castigati.

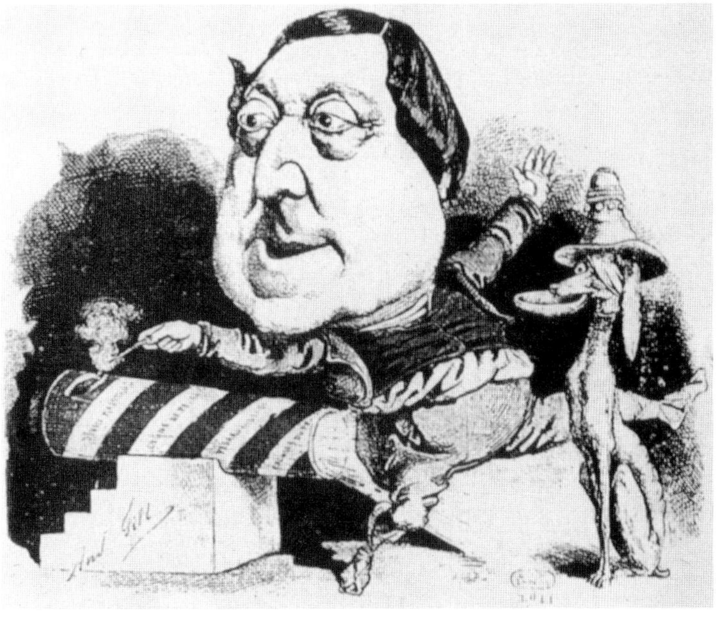

:icatura del grande musicista

Anzi, i guai per la sua salute sarebbero cominciati proprio verso i vent'anni con la malattia venerea - una gonorrea - che una di queste gli aveva trasmesso (era stato un ragazzo sessualmente precoce e a 14-15 anni aveva già qualche amante fissa).

All'epoca la gonorrea era una di quelle affezioni per le quali c'era poco o nulla da fare. Fra le conseguenze, nel tempo provocava nell'uretra un restringimento (stenosi) con conseguenti disturbi urinari anche gravi.

Proprio in questo modo il musicista pagò amaramente i peccati di gioventù: spasmi, dolori durante la minzione, emorragie. Il cosiddetto "rapporto medico bolognese", una relazione compilata da un ignoto medico di Bologna e scoperta soltanto nel 1947, ci fa sapere che l'uretrite gonococcica del compositore era stata trattata - senza successo - con "medicinali rinfrescanti e purghe". Si era ricorsi anche all'introduzione, direttamente nell'uretra, di "sostanze emollienti" a base di olio di mandorle, latte e malva.

Per attenuare le difficoltà della minzione, Rossini introduceva ogni giorno nell'uretra, per 15-20 minuti, un sottile catetere, che aveva imparato ad usare da solo. Glielo aveva consigliato uno dei più noti ed abili urologi parigini dell'epoca, il dottor J. Civiale.

Ma ogni cura risultava sostanzialmente priva di efficacia e la consapevolezza che i disturbi urinari che lo tormentavano erano intimamente connessi a quegli amori mercenari generò pian piano in lui un cupo senso di colpa che lo indusse a condurre una vita di "fermo celibato", mostrando - specie dopo i quarantaquattro anni - un interesse sempre più tiepido nei riguardi delle donne.

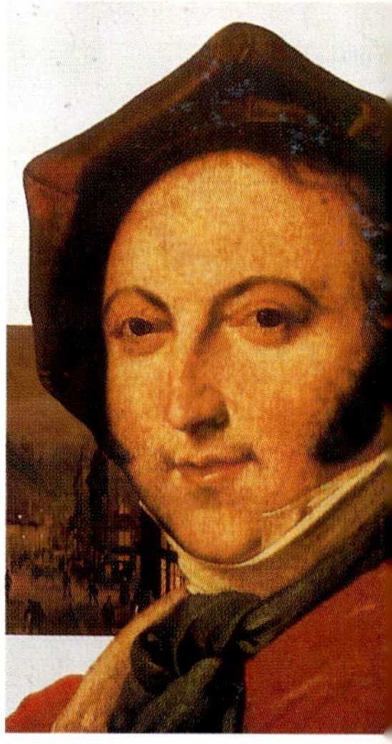

Rossini nel 1820

I violenti disturbi provocati da questa uretrite gonococcica non bastano tuttavia a spiegare da soli la prostrazione psico-fisica che colpì successivamente Gioacchino Rossini.

Ma è certo che in qualche modo l'opera del dottor Civiale gli evitò di morire di occlusione della vescica, destino di molti altri analoghi pazienti. Vi fu addirittura un periodo di ripresa e di benessere durante il quale nella villa acquistata a Pessy, vicino a Parigi, Rossini compose una serie di 180 pezzi, alcuni dei quali portano titoli che rivelano tra l'altro le sue tendenze ipocondriache, come "Preludio convulsivo", "Studio asmatico", "Preludio igienico del mattino", "Valzer del tormento" (ha scritto anche il "Valzer dell'olio di ricino").

Ma il Maestro soffriva anche di emorroidi. E nei periodi in cui queste sanguinavano "la sua salute migliorava assai". Una specie di salasso naturale, che i medici cercavano di favorire applicando localmente delle sanguisughe!

Rossini era ormai sulla cinquantina, età in cui un artista si trova di solito all'acme delle proprie potenzialità espressive. Eppure la sua vena sembrava definitivamente esaurita, la sua volontà paralizzata. Pensare che quando nel 1822 (a soli trent'anni) si era recato a Vienna, aveva già composto oltre trenta opere, tra le quali *Tancredi* (1813), *L'Italiana in Algeri* (1813), *Il Barbiere di Siviglia* (1816), l'*Armida* e la *Cenerentola* (1817).

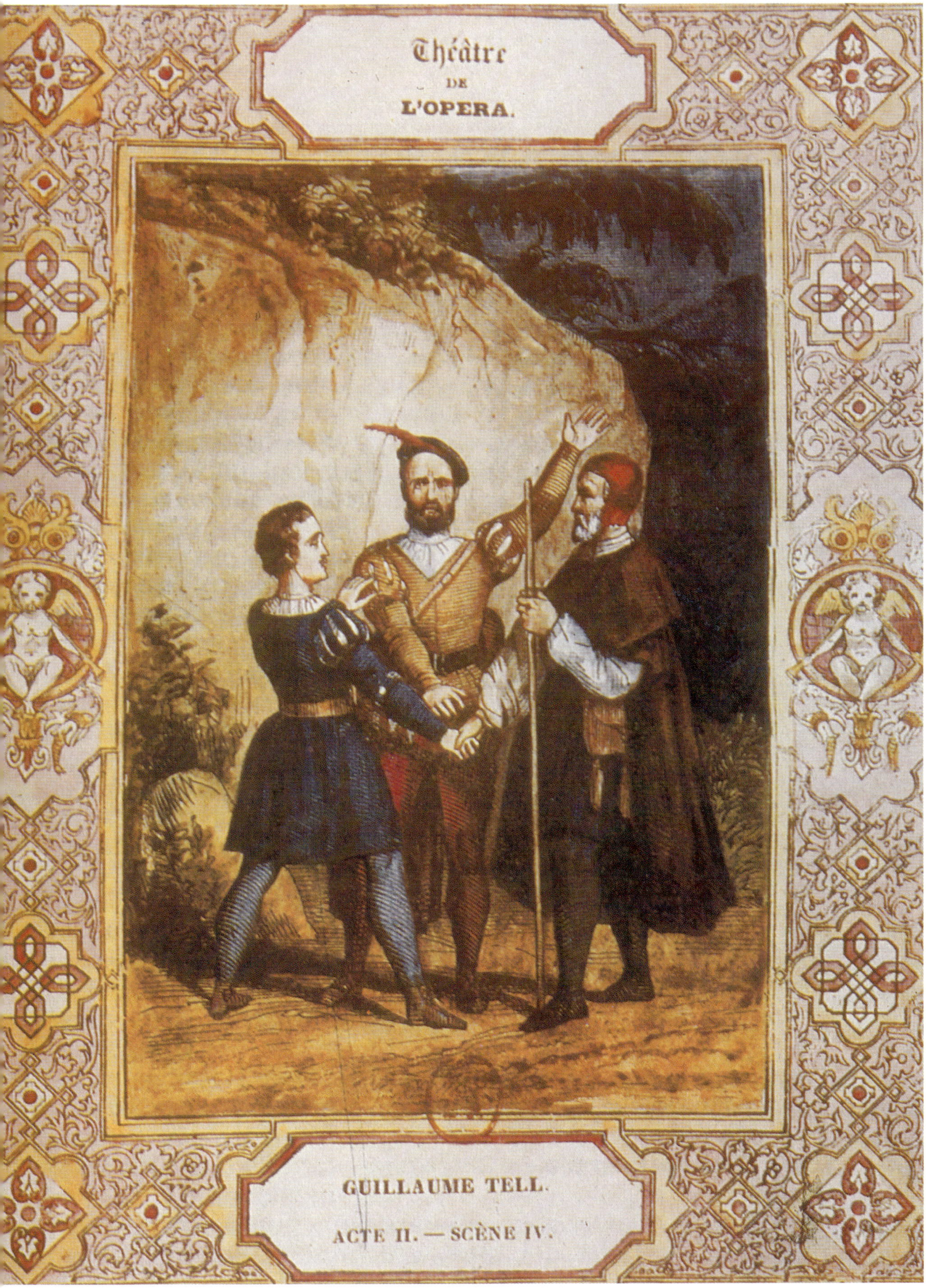
Théâtre
DE
L'OPERA.
GUILLAUME TELL.
ACTE II. — SCÈNE IV.

Al Kärtnertor Theater di Vienna era stata organizzata - dall'aprile al giugno di quell'anno - una "festa di Rossini", durante la quale il compositore aveva raccolto strepitosi successi. Proprio in quell'occasione aveva incontrato Beethoven.

Poi altri trionfi a Londra, a Parigi, e altre opere di grido: *Semiramide* (1823), *Il Conte Ory* (1828), *Guglielmo Tell* (1829).

Ma l'amore con Isabella Colbran - la bella modella che aveva sposato nel 1822 e che s'era presa a cuore la sua salute - si era raffreddato, specie dopo il travolgente incontro con Olympia Pelissier: con lei avrebbe convissuto per vari anni sino alla morte della moglie nel 1837.

Ma nel frattempo la depressione era divenuta sempre più profonda e l'aveva portato quasi all'abulia. In realtà il carattere del compositore non era stato mai dei più stabili. Egli era sempre pieno di fissazioni, di idiosincrasie. Se andava in carrozza non sopportava i rumori, aveva paura del traffico e non vedeva l'ora di scendere. Quando nel 1834 fece il suo primo viaggio in ferrovia (da Anversa a Bruxelles), ne rimase talmente infastidito che giurò di non prendere mai più il treno in vita sua.

Rifuggiva dalle case che avevano la corrente elettrica: una condizione che poneva per poter abitare in un appartamento era che avesse l'impianto predisposto per la vecchia illuminazione a gas. Per le parrucche (che indossava per nascondere la calvizie) aveva poi una vera fissazione: ne possedeva a decine, una per il passeggio, una per i concerti, una per la cena tra amici, una per la cena con gente di riguardo, una a *double face* per le riunioni con qualche diplomatico, e persino una per i funerali. Insomma, quando usciva di casa, bastava guardare quale parrucchino indossava per capire dove e da chi stesse andando.

Nel maggio 1855 Rossini decide di trasferirsi a Parigi per mettersi definitivamente nelle mani dei medici francesi. E, memore dei miglioramenti riscontrati anni prima dopo una visita alle terme di Lucca e Montecatini, si reca per "la cura delle acque" in varie stazioni: a Wilesbad, Kissingen, Baden-Baden.

Quando torna a Parigi non vuol perdere le buone abitudini prese alle terme: sveglia alle otto, *toilette* dal barbiere, colazione con due uova ed un bicchiere di Bordeaux (invece degli abituali caffè e panini al burro).

Alle dieci e trenta indossa un cappello a larghe falde, la cravatta con su una spilla col medaglione di Händel e poi si avvia a passeggiare per i boulevards. Alle tredici rientra al n. 2 di Rue Chaussee d'Antin e beve un po' di vino o di liquore, ma senza mangiare. Il pasto lo fa alle diciotto con qualche piatto all'italiana e alla francese; dopo fuma un bel sigaro, fa un breve sonno e poi conversa con Olympia. Solo al sabato organizza un ricevimento per 15-20 persone, ambito da tutta la società parigina. Una vera febbre del sabato sera...

E il musicista, già con qualche chilo di troppo dagli anni della gioventù, continuava ad aumentare di peso. Ma non perché mangiava troppo, come si racconta. In realtà, più che esagerare con i cibi (al pari di altri musicisti come Brahms e Debussy) era un buongustaio, che puntava alla qualità e non alla quantità.

Né aveva concretamente modo di eccedere oltre il lecito, dal momento che già a 45 anni era praticamente senza denti. Un fastidioso handicap che gli rendeva le guance, già floride, flaccide e cadenti. Non sapeva resistere solo davanti al *pâté de foi gras,* una specialità ormai legata al ricordo di tale sua passione.

L'aumento del peso corporeo, specie se associato al consumo di un numero imprecisato di sigari, non risparmia né il cuore né i polmoni, così il compositore mostrava tutti i segni della bronchite cronica e dell'enfisema polmonare: il fiato corto ("fame d'aria"), una tosse particolarmente insistente durante i mesi invernali, senso di angoscia e di costrizione al petto.

A quel tempo nulla si conosceva del colesterolo, delle lipoproteine o dei fattori di rischio. Ma tutti questi elementi sussistevano ugualmente, tanto che nel dicembre del 1866 Rossini ebbe un acuto malore che lo costrinse immobile a letto per molti mesi.

Fortunatamente si riprese e anzi "riacquistò tanta parte della sua antica forza che non si vedeva nessun segno dell'attacco".

Ma l'anno dopo aveva gli arti inferiori gonfi e dolenti: non è da escludere che fosse affetto da quella malattia che L. Bürger descriverà agli inizi del nostro secolo come "trombo-angioite obliterante" (morbo di Bürger). Si tratta, com'è noto, di una malattia che porta ad una progressiva occlusione delle arterie delle gambe e provoca dolori che si accentuano durante il cammino. Nella terminologia comune suona anche come "malattia delle vetrine", poiché la persona che ne è affetta, quando cammina in strada e avverte il dolore, cerca di attenuarlo fermandosi e fingendo di guardare le vetrine dei negozi per non destare la curiosità dei passanti.

Con l'avanzare degli anni, anche la vista di Rossini - già compromessa - peggiora sensibilmente e compare anche uno strano disturbo dell'udito: quando qualcuno suona, egli sente "la terza maggiore", cioè una specie di armonica sopra il tono del suono. Un disturbo fastidioso, specie per un musicista, verosimilmente dovuto a qualche alterazione circolatoria nell'orecchio oppure in quella parte del cervello (lobo temporale) che è in rapporto all'udito. Un disturbo che l'infastidisce e lo turba talmente che Olympia deve dare al portiere delle laute mance perché tenga lontani dalla casa gli ambulanti, "specie quelli che suonano organetti".

Il decadimento fisico di Rossini - accentuato da un'insonnia perenne - raggiunge il culmine nell'ottobre del 1868, quando il dottor V. Bonato, chiamato d'urgenza per la comparsa di una violenta emorragia e di dolori al basso intestino, pone la diagnosi di fistola rettale.

Con tempestività Bonato provvede a svuotare l'ascesso ma si accorge ben presto che la lesione nasconde qualcosa di più grave: un carcinoma.

Chiede allora che l'intervento, inderogabile, venga eseguito da uno dei più noti chirurghi del tempo, il professor A. Nélaton, il quale nel 1862 aveva localizzato ed estratto dal piede destro di Giuseppe Garibaldi la pallottola che l'aveva ferito all'Aspromonte.

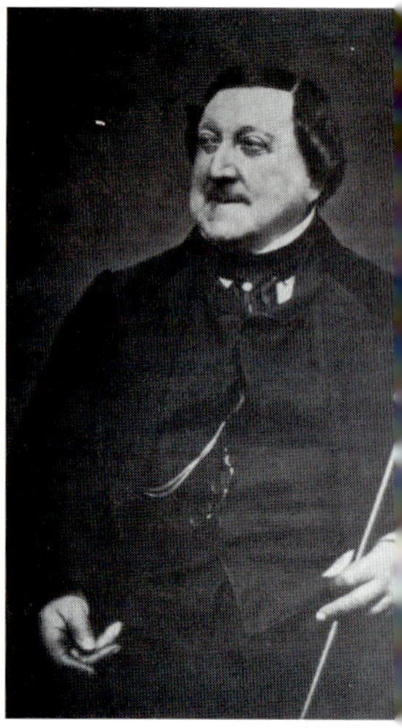

Dopo avere attentamente visitato il musicista (21 ottobre), Nélaton fissa l'operazione per il 3 novembre.

Considerate le scadenti condizioni fisiche di Rossini (la compromissione cardiovascolare e respiratoria lo pongono come malato ad alto rischio), programma l'intervento in modo tale da farlo rimanere sotto anestesia (siamo appena agli albori di questa disciplina) con cloroformio per non più di cinque minuti. Un tempo però insufficiente per poter asportare tutto il tessuto canceroso visibile. Per fermare l'emorragia Nélaton tampona la parte con fasce di cotone.

Sarà Olympia a medicare personalmente il musicista, senza permettere ad alcuno di accostarsi.

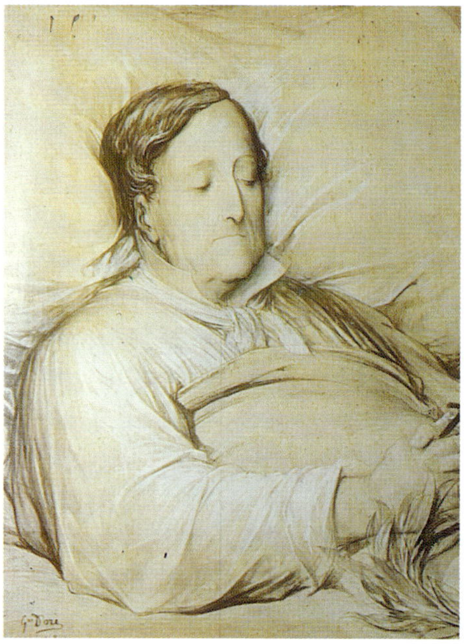

Disegno di Gustave Doré: Rossini sul letto di morte

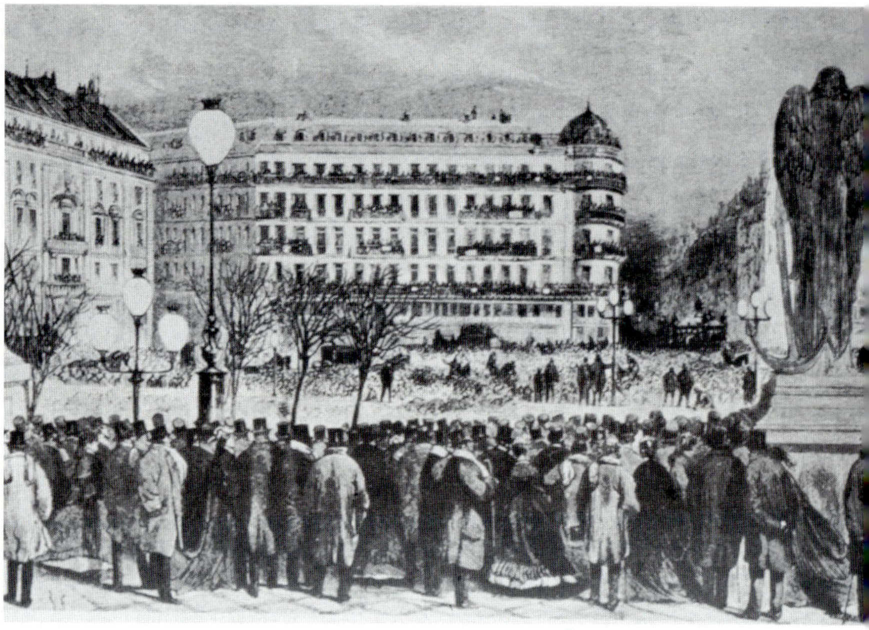

I funerali a Parigi (1868)

Nonostante tanta affettuosa assistenza, però, la ferita non accenna a guarire e due giorni dopo Nélaton decide di reintervenire.

Ma la situazione peggiora ulteriormente. Il Maestro è tormentato da dolori violentissimi e anche la ragione comincia ad abbandonarlo: ha perduto il senso del tempo, inveisce contro gli infermieri.

È divorato dalla sete, ma i medici gli proibiscono tassativamente di bere acqua, consentendogli di succhiare di tanto in tanto un pezzetto di ghiaccio, che egli elemosina per ore come un bambino.

La febbre continua a salire, segno che l'infezione (probabilmente provocata da un bisturi non sterile) si è estesa a tutto il corpo. E il 13 novembre del

cista nel 1860

1868 il musicista muore, ponendo fine alle proprie sofferenze. Ha accettato l'estrema unzione solo dall'abate Gallet, dopo aver rifiutato quella del Nunzio Apostolico, monsignor Chigi. "Se avessi avuto contatti solo con preti francesi - dice a Gallet - sarei diventato un cristiano praticante. Ma i preti italiani li ho visti troppo da vicino".

Eppure, nonostante il suo acceso anticlericalismo, Rossini di musica religiosa ne aveva composta tanta, anche negli ultimi anni della sua vita…

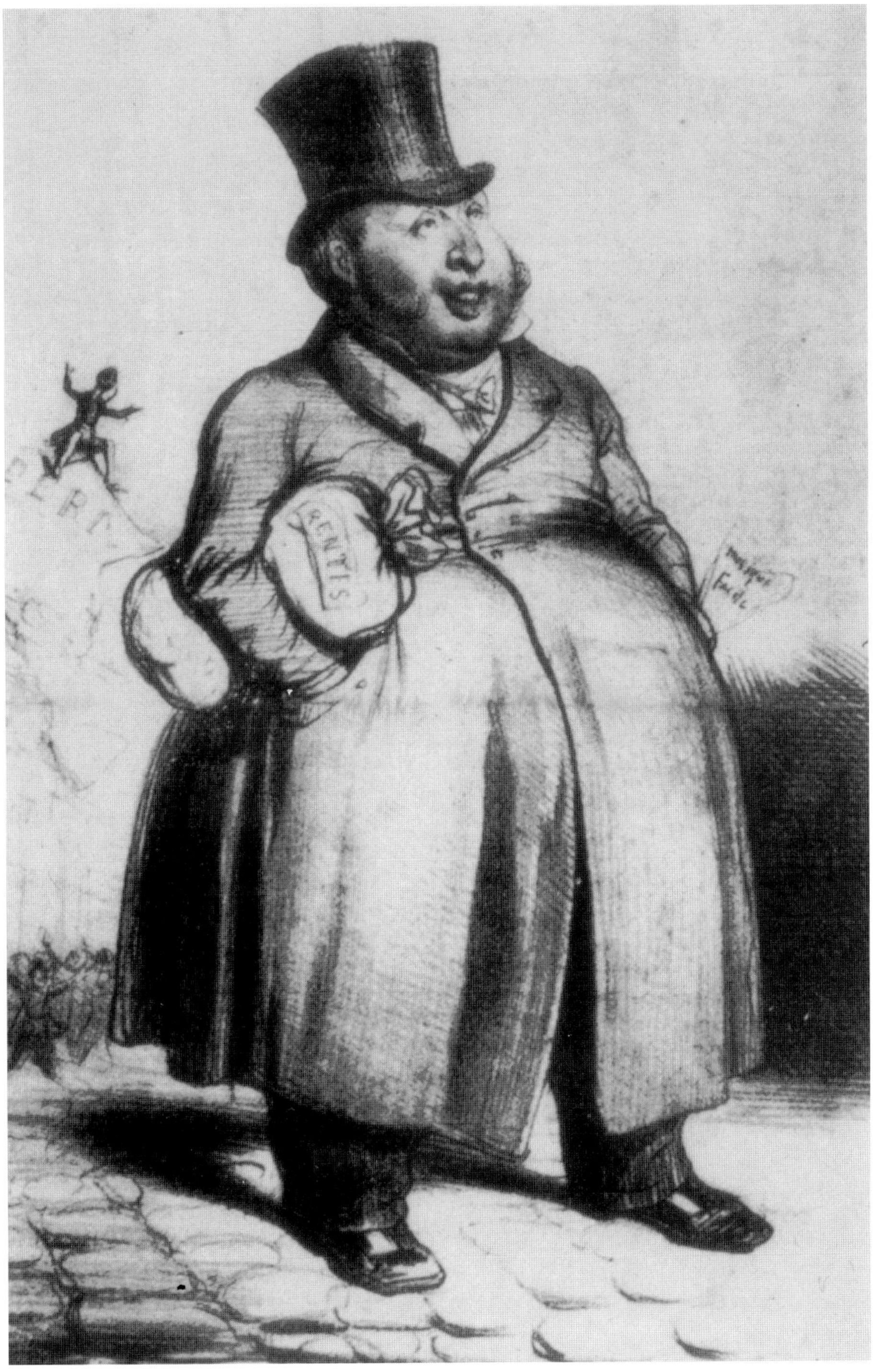

i in un'altra caricatura

Stendhal

L'UOMO DELLA "SINDROME"

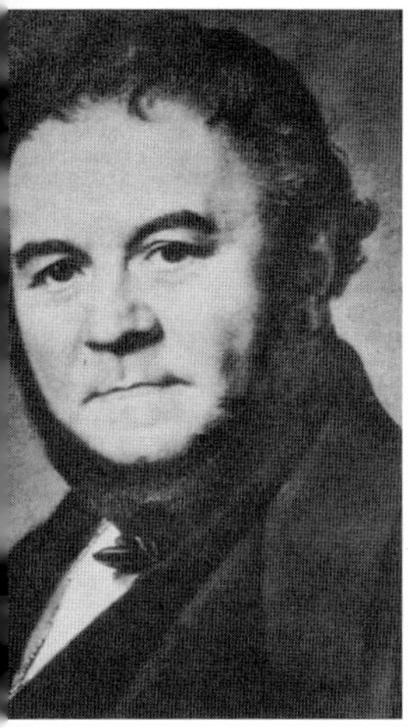

Stendal (senza l'h) è una graziosa cittadina del Magdeburgo, nota soprattutto per aver dato i natali a J. J. Winckelmann, fondatore dell'archeologia moderna. E Henri Beyle, tra gli scrittori francesi più anticonformisti e liberali dell'Ottocento, narcisista, eroico, reso ateo dalla formazione illuministica e dall'esperienza pratica, era un ammiratore così acceso dell'archeologo (perito tragicamente a Trieste durante una rapina) da assumere come pseudonimo proprio il nome di Stendal, arricchendolo in modo civettuolo di una *h.*

Sarebbe passato alla storia proprio come "Stendhal". Evidentemente aveva il pallino degli pseudonimi dal momento che già negli anni della giovinezza aveva scritto (con scarso successo) *Le vite di Haydn, Mozart e Metastasio* e *Storia della pittura in Italia* firmandosi Luis-Alexandre-César Bombet. E nel 1835, a cinquantadue anni, cominciò a scrivere l'autobiografia chiamandosi Enrico Brulard.

Henri Beyle era nato da una ricca famiglia borghese di Grenoble il 23 gennaio 1783, nella Rue de vieux Jésuite, definita "una delle più tetre strade della pettegola cittadina". Quando morì sua madre, che amava appassionatamente, aveva sette anni, ma preferì vivere con il nonno materno, illuminato medico e filantropo, e non con il padre, che se non fu proprio quel meschino individuo che poi descrisse, era comunque un uomo freddo, bigotto, conservatore e poco socievole, rovinatosi con le proprie mani con una serie di speculazioni sbagliate.

Ragazzo timido e sensibile, Henri crebbe in un ambiente di adulti, accanto ad un precettore arcigno; la lettura era l'unico conforto in una situazione così angosciosa di carenza affettiva e di incomunicabilità. Non si trattava certo di un giovane eccezionale ma era dotato di straordinaria sottigliezza intellettuale, e per prendere coscienza di sé ebbe soprattutto bisogno dell'esperienza diretta: non è quindi strano che abbia percorso tante strade senza mai ultimarne alcuna, se si esclude la letteratura.

A diciassette anni Henri abbandona l'École Polythecnique di Parigi per indossare la fiammante uniforme di sottotenente del VI Dragoni di Napoleone, di stanza a Milano (1800). Ma già due anni dopo non sopporta più la vita militare e rientra a Parigi dove sogna di diventare uno scrittore ricco e famoso, o anche un autore di teatro, ma accarezza nello stesso tempo l'idea di trasformarsi in banchiere.

Qualche problema con la salute l'aveva avuto prima di arruolarsi nell'esercito: "un'idropsia di petto", verosimilmente una pleurite essudativa di natura tubercolare. Qualche tempo dopo, a Saluzzo, un medico lo troverà affetto da "sintomi di nostalgia e malinconia", per i quali prescriverà "molto moto, molto lavoro e mai solitudine".

È lo stesso scrittore che in una memoria redatta "ad uso dei medici" (1816) ci parla direttamente delle proprie condizioni di salute: "Il malato proviene da una famiglia di soggetti estremamente nervosi e i cui membri soffrono di palpitazioni. Per quello che lo riguarda egli ha sempre usato e abusato del caffè, e la sua sensibilità nervosa sembra essere così eccitabile da raggiungere spesso lo stato di malattia".

Senza dubbio, anche se ancora giovanissimo Henri ha contratto la sifilide nonché più volte la blenorragia, non si può disconoscere in lui una forte componente psicosomatica: come altrimenti spiegare con le sole spirochete le sue crisi di tachicardia (dopo i trent'anni) e gli episodi di depressione che "curava" con zabaioni e caffè?

E solo con una componente psicosomatica (sulla base di un'esasperata sensibilità che lo faceva vivere in un continuo stato di tensione) si possono spiegare i violenti dolori alla testa e alle braccia che scomparivano d'improvviso con una visita piacevole o una buona notizia, ripresentandosi invece, magari aggravandosi, se l'interlocutore era poco gradito.

Fino ad allora due erano stati i suoi grandi amori: il primo con Angelina Borroni Pietragrua (l'avrebbe "consumato" solo undici anni dopo), l'altro con Victorine Monier, la sorella di un caro amico. A ventitre anni la donna di turno è, a Marsiglia, l'attrice Louason, al secolo Mélanie Guilbert.

Dopo un breve periodo di lavoro a Marsiglia per una ditta di importazione di prodotti coloniali, Henri viene nominato - grazie all'intervento di un cugino molto influente - allievo Commissario di guerra a Brunswick. Tre anni dopo (siamo nel 1809) lo troviamo a Vienna come Commissario, e poi a Parigi come uditore al Consiglio di Stato.

Scelta finalmente come patria d'adozione Milano, Henri, soltanto dopo una convulsa serie di vicende boccaccesche con i soliti immancabili travestimenti, inseguimenti e scenate di gelosia, dai quali lo scrittore sembra trarre un piacere ancor più intenso di quello che prova tra le accoglienti braccia dell'amante, può concretizzare un rapporto vero e proprio con colei che ha sempre rappresentato il primo vero grande amore, Angelina.

La parabola dell'astro napoleonico sta per concludersi. Anche Henri ne è coinvolto; dinanzi a Mosca che brucia sente che i bagliori delle fiamme annunciano in modo inequivocabile la dissoluzione del grande sogno imperiale. Capo della Direzione Generale degli Approvvigionamenti a Smolensk, durante la drammatica ritirata che inghiottì il fior fiore dell'esercito francese trasformando ogni uomo "in una bestia cenciosa e feroce che agiva obbedendo unicamente all'istinto di sopravvivenza", diede grande prova di coraggio e di forza: alla Beresina si presentò all'influente cugino Pierre Daru con l'uniforme impeccabile e la barba rasata di fresco.

L'esperienza della tragica ritirata, le sofferenze fisiche e morali trasformarono radicalmente l'uomo; quell'edonismo che era stato per anni soprattutto un atteggiamento intellettuale si traformò in una concezione più razionale e comprensiva della vita.

Nelle immense steppe nevose gli uomini gli erano apparsi in tutta la loro brutale realtà, e al ritorno in patria i riconoscimenti erano andati ad altri, a chi non aveva combattuto. Meglio allora rifugiarsi in una sorta di "individualistico pianeta", dove tutto avrebbe acquisito una dimensione diversa.

Henri era un uomo costituzionalmente di aspetto sanguigno, tarchiato (a Parigi lo chiamavano con irriverenza "il beccaio italiano"), piuttosto alto, non precisamente bello. Anche la sua salute risentì della disfatta. Insorse una febbre intermittente, e il celebre dottor Siro Borda di Pavia (lo stesso medico di Paganini) gli diagnosticò un'infiammazione pleurica, contro la quale prescrisse (come per il violinista) salassi, tisane e cure mercuriali (per la lue). Borda era un seguace fedele della fantasiosa teoria del suo maestro Giovanni Rasori, cosiddetta "degli stimoli e controstimoli".

Per Rasori, caratteristica fondamentale della vita è l'eccitabilità del corpo: di conseguenza le malattie possono essere provocate da una carenza di stimoli (malattie "asteniche", caratterizzate da astenia e abbattimento), oppure gli stimoli - per se stessi normali - vengono neutralizzati da ipotetiche sostanze dette "controstimoli" (le malattie che ne derivano sono dette "steniche", caratterizzate da irritazione, ipertonia e vasocostrizione).

Il dottor Borda trattò i disturbi di Henri, che considerava "stenici", con abbondanti salassi, purgativi e antinfiammatori: ma i risultati furono a dir poco disastrosi. Per di più entrò in scena un'altra malattia, la gotta, allora indicata come "malattia dei ricchi", una specie di status-symbol.

Con la caduta di Napoleone, Henri Beyle fu posto in congedo "a mezzo stipendio" e da Parigi rientrò a Milano, dove si sarebbe trattenuto per sette anni. Ma purtroppo l'amata Angelina l'aveva nel frattempo tradito molto spesso. La separazione lo lasciò profondamente turbato: "Durante diciotto mesi rimasi come abbrutito, incapace di qualunque lavoro, di parlare, di pensare. Ero abbattuto da un male insopportabile, senza potermi rendere conto di ciò che provavo".

Furono però anche diciotto mesi di maturazione, durante i quali egli si tramutò finalmente in Stendhal e fu travolto dall'amore per Matilde Viscontini Dembowski, la donna (conosciuta nel 1818) che gli disse sempre di no. Sospettato dalle autorità austriache di essere un Carbonaro (dopo la caduta di Napoleone la Lombardia era tornata sotto la dominazione dell'Austria), pensò che la cosa più opportuna fosse quella di rientrare a Parigi (1821).

Ma qui la vita si presentò subito come non delle più allegre. Era sì tormentato dal ricordo di Matilde, ma lo era ancor più dai problemi economici: gli articoli di critica d'arte e musicale per riviste inglesi e francesi fruttavano poco, e i libri ancor meno. Ma lo scrittore non si abbatté, cercando di apparire sempre lo stesso uomo brillante, il conversatore vivace e intelligente, "perennemente innamorato o convinto di esserlo", come disse di se stesso.

Pian piano cominciò però a guadagnare una certa notorietà negli ambienti letterari e intellettuali parigini. Aveva ormai alle sue spalle una produzione ragguardevole, come *Racine e Shakespeare, Vita di Rossini, Armance* (il primo romanzo, del 1827, che nonostante l'acutezza dell'analisi psicologica e le novità stilistiche non incontrò molto favore).

La Rivoluzione di luglio (1830) e l'avvento di Luigi Filippo apparvero subito offrirgli nuove possibilità. Fu infatti nominato console a Trieste, con uno stipendio annuo di 15.000 franchi. Un incarico davvero redditizio e di tutto riposo.

Ma non aveva fatto i conti con la polizia austriaca che memore dei suoi trascorsi liberali e rivoluzionari lo bloccò a Pavia e gli concesse solamente, con molte difficoltà, di risiedere a Civitavecchia, con uno stipendio ridotto a 10.000 franchi.

Nella tranquilla cittadina papale la caccia e l'archeologia non riuscirono però a colmare la noia e la solitudine che lo avvolgevano. Intraprese allora lunghi viaggi in Francia, a Roma e, soprattutto, a Siena, nel vano tentativo di convolare a giuste nozze con Giulia Rinieri dei Rocchi, con la quale - nonostante la ferma opposizione della Chiesa - avrebbe continuato ad avere rapporti amorosi anche dopo il di lei matrimonio. È in questo periodo che vede la luce *Il rosso e il nero,* espressione simbolica della lotta di una personalità in evoluzione contro una società ostile, in questo caso la Francia della Restaurazione.

Proprio durante la visita di queste città Stendhal verrà spesso colto - causa la sua sensibilità sopraffina e la sua labilità psichica - da crisi nervose che egli stesso già descrive nel libro *Rome, Naples et Florence* (1817), dove parla della sua visita nella basilica di Santa Croce e del malessere che lo assale nell'interno della chiesa, costringendolo ad uscire nella piazza: "Assorto nella contemplazione della bellezza sublime, la vedevo da vicino, la toccavo... Ero arrivato a quel punto di emozione dove si incontrano le sensazioni celestiali date dalle belle arti e i sentimenti appassionati. Uscendo da Santa Croce avevo una pulsazione di cuore... la vita in me era esaurita, camminavo col timore di cadere".

Oggi per "Sindrome di Stendhal" si intende di solito non un episodio ma più episodi d'ansia ripetuti, anche in ambienti e luoghi diversi, che sopravvengono in soggetti in perfetto stato di benessere o di equilibrio psichico, e collegati alla visita di una città o di un luogo d'arte. Tale stato emotivo è descritto per la prima volta dalla dottoressa Graziella Magherini, psichiatra responsabile del Servizio per la Salute mentale dell'Arcispedale S. Maria Nuova di Firenze.

In questa sindrome i sintomi possono essere prevalentemente psicologici o prevalentemente somatici. Nel primo caso, nell'ammirare un'opera d'arte particolarmente suggestiva la persona ha un'alterata percezione dei suoni e dei colori, perde il senso della realtà ed entra in uno stato di ansia, di euforia o di esaltazione, con scarsa critica di sé, senso di estraneità o perdita della propria identità.

Nel secondo caso, è il corpo a risentire del disagio della mente: compaiono sudorazione, tachicardia, senso di svenimento, talora dolori e spasmi allo stomaco, accompagnati da angoscia e confusione mentale. Questi sintomi possono ovviamente combinarsi in modo vario tra di loro, ricollegandosi alla personalità, all'emotività e alla labilità psichica del soggetto. È anche possibile al riguardo delineare l'identikit di chi può essere particolarmente soggetto alla Sindrome di Stendhal. Si tratta in prevalenza di giovani tra i 25 e i 40 anni (con massima incidenza tra le donne nubili), non laureati (alta è la percentuale di studenti), che viaggiano isolati o in piccoli gruppi e - fatto piuttosto sorprendente - di nazionalità occidentale (i giapponesi sono i meno colpiti). In prima fila vi sono gli italiani, e gli europei hanno 18 probabilità in più di essere colpiti da questa sindrome rispetto agli americani (probabilmente per una migliore preparazione umanistica e culturale).

La salute di Stendhal non è delle migliori. Oltre alla gotta, lo affliggono i calcoli renali e le immancabili coliche. Il dottor Séverin, omeopata, gli somministra noce vomica, "solfuro" e tanti bicchieri d'acqua, almeno otto al giorno. Un altro medico gli prescrive invece improbabili "pediluvi alla mostarda"...

Ma la gotta, resistente ad ogni cura, progredisce implacabile sulla sua strada, impedendogli di muoversi con la consueta energia. Nel 1834 egli inizia *Lucien Leuwen* (un ampio romanzo sulla società all'epoca di Luigi Filippo), che con la *Certosa di Parma* costituirà il suo capolavoro.

Alla gotta si aggiungono le febbri malariche che imperversano lungo il litorale tra Civitavecchia e Roma; nel 1836 lo scrittore è costretto a chiedere di essere sollevato dalla sua carica ufficiale invocando il fatto di non poter prendere il chinino a causa di disturbi renali. Ma lo affliggono anche dolori di stomaco, sonnolenza o insonnia, intense emicranie, stanchezza cronica, impalpabili malesseri. Egli si sente "tormentato dal sangue", è iperteso, spesso preda di soffocamenti: eppure i medici si limitano ad attribuire questi disturbi alla dieta disordinata e abbondante, al superlavoro, all'eccesso di caffè, al perenne stato di ansia, e gli somministrano ipecacuana, aconito e belladonna. Deluso, Stendhal si rivolge alla medicina ufficiale: e lo specialista interpellato sentenzia che nel suo caso la gotta, invece di andare verso i piedi, va verso il cervello! Più deluso ancora lo scrittore torna da Séverin, il quale non fa che aumentare il numero dei bicchieri d'acqua che egli deve bere nella giornata (fino a diciotto). E il paziente è così stremato che non riesce più a salire a piedi le scale del Consolato.

Già prima dei quarant'anni Stendhal ha sofferto di vertigini, per fortuna transitorie, che non l'hanno mai seriamente impressionato in quanto le attribuiva ad eccessiva sensibilità ed emotività. Ma nel tempo esse si accentuano e il 1° gennaio del 1840 si manifestano drammaticamente con una sincope. Lo scrittore trascorre l'anno tra attacchi di gotta, disturbi circolatori e un profondo stato di inquietudine, al quale corrisponde una fase, fino ad allora sconosciuta, di "sterilità" letteraria.

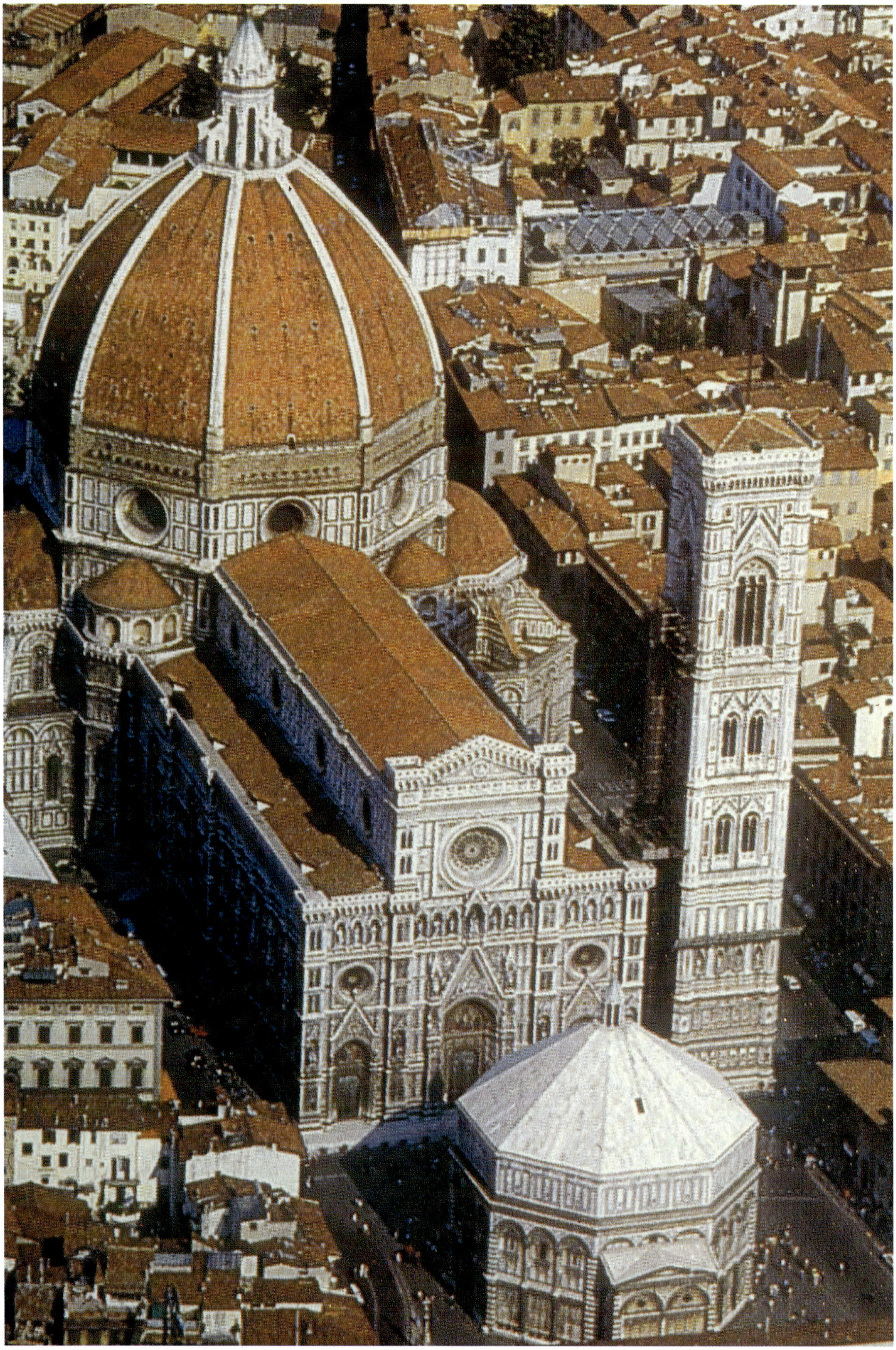

Il 15 marzo 1841 giunge improvviso un attacco apoplettico, probabilmente una trombosi cerebrale. Lo scrittore ha la sensazione della fine imminente: "Mi sono azzuffato col nulla", dirà. Ma cerca di minimizzare questo episodio, specie agli occhi delle autorità centrali. Dentro di sé cerca però addirittura di prevedere come sarà il secondo attacco, concludendo che "non è ridicolo morire per strada quando non lo si fa apposta".

Trascorre ancora qualche mese, la sua salute è alterna. L'8 novembre riesce a raggiungere Parigi, ma è profondamente cambiato: la parola è "lenta e strascicata", la conversazione ha perso di mordente, il carattere è divenuto insolitamente arrendevole. Finché il 22 marzo del 1842, mentre arranca nella vicina Rue Neuve-des-Capucines (oggi Rue des Capucines) col suo passo ormai stentato e malfermo, cade in terra colpito da un secondo attacco apoplettico. Riportato frettolosamente in albergo in *fiacre,* morirà alle tre del mattino del giorno dopo, senza aver ripreso conoscenza, verosimilmente per un'emorragia cerebrale.

Aveva lui stesso dettato il proprio epitaffio: "Enrico Beyle, milanese. Visse, scrisse, amò. Quest'anima amava Cimarosa, Mozart e Shakespeare". Ma non si può pretendere tutto: chissà perché, la seconda parte non fu mai incisa sulla sua lapide.

o di Firenze, dove furono de- primi casi di "Sindrome di l"

Voltaire

ANTO FOSFORO NEL CERVELLO

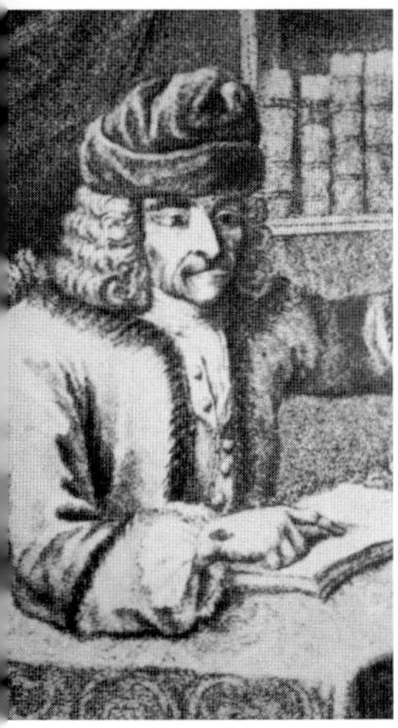

Nascere (trecentoquattro anni fa) il 20 febbraio ed essere ufficialmente denunciato all'anagrafe il 20 novembre significa che per nove mesi i parenti hanno seriamente temuto per la vita del neonato. Un timore poi rivelatosi infondato dal momento che il bambino, seppur nato così debole da dare l'impressione di poter sopravvivere solo poche ore, in realtà, fattosi uomo, raggiunse la rispettabilissima età (specie per l'epoca) di ottantaquattro anni.

"Sono nato ucciso" dirà poi commentando ironicamente l'episodio.

Invero, François-Marie-Arouet non dimostrò di possedere, nella sua lunga vita, grandissima salute ma, considerando il suo carattere istrionico sempre pronto alle lacrime e al riso, all'ira e alla tenerezza, alla più riprovevole ipocrisia e alla più alta liricità dei sentimenti, riesce ancora oggi difficile discernere nei disturbi che l'afflissero quanti furono parte di una commedia (pur se recitata con magistrale simulazione) e quanti si riferissero a delle patologie vere e proprie. Né d'altra parte si può credere ciecamente alle sue parole quando afferma di trascorrere tre giorni alla settimana in preda alle coliche e quattro giorni in preda alla malaria.

È vero che le coliche lo tormentarono per tutta la vita ("Quando ho la colica mando a quel paese anche ogni re della terra"), ma non di rado esse furono un pretesto per sottrarsi a incontri noiosi o a responsabilità poco gradite, tanto da scomparire per miracolo non appena spuntava all'orizzonte qualcosa di interessante.

Certo è che, se da un lato egli fu continuamente tormentato dai mali ("è stato sul punto di morire per tutta la vita" verrebbe voglia di dire, in quanto più volte ne fu annunciata indebitamente la morte), dall'altro ebbe un'incontrollabile passione per gli intrugli che gli suggerivano amici e ciarlatani o che i medici - nei quali non nutriva grande fiducia - gli propinavano. Al punto da procurarseli anche da solo o, in qualche occasione, rubarli, come quando venuto a conoscenza che una certa madame Rupelmonde faceva uso di pillole a lui sconosciute se ne impadronì furtivamente, credendo poi di giovarsene.

Arrivò a prendere in un giorno otto medicamenti diversi e a sottoporsi, in un mese, a dodici clisteri.

Dai dieci ai sedici anni l'educazione di François-Marie fu affidata ai gesuiti del prestigioso collegio Louis-le-Grand. Ma, finito questo periodo di clausura scolastica, malgrado la costituzione estremamente fragile il ragazzo si rivelò non solo dotato di un ingegno eccezionalmente vivace e ribelle, ma anche di un'intraprendenza e di uno spirito di contraddizione tali da indurre i genitori ad allontanarlo da Parigi per affidarlo all'ambasciatore francese all'Aja come segretario.

Tutto inutile: come coautore di un libello contro il Reggente, nel 1717 François-Marie viene imprigionato alla Bastiglia, dove rimane per undici mesi e dove assume (quasi per affrancarsi dalla dipendenza paterna) lo pseudonimo di Voltaire. Da questo momento ha inizio la serie di scontri con il Governo che contraddistinguerà la sua vita, perché non appena concessa clemenza per l'ultima discutibile impresa, le autorità debbono nuovamente occuparsi del giovane scrittore che non riesce a frenare né la lingua né la penna. Vi saranno esili più o meno volontari in varie parti della Francia, in Inghilterra, Belgio, Olanda, sino all'invito in Prussia da parte di Federico II, con il quale stabilirà un rapporto piuttosto tumultuoso.

Uscito dalla Bastiglia con l'obbligo di vivere lontano da Parigi (ma questa limitazione cesserà nell'ottobre dello stesso 1718), Voltaire raccoglie il trionfo dell'*Edipo,* al quale non ha smesso di lavorare durante la detenzione.

Nell'epidemia del 1723 è improvvisamente colpito dal vaiolo: le pustole trasformano il suo volto in un'orrenda maschera e invadono tutto il corpo.

Il vaiolo presenta a quel tempo un decorso molto grave, spesso mortale, ed è particolarmente temibile perché lascia, specie sul volto, cicatrici deturpanti. Il medico inglese Edward Jenner non ha ancora messo a punto il suo metodo di vaccinazione (mancano circa settant'anni) e il solo modo per premunirsi è rappresentato dalla "variolazione", una pratica empirica originaria del Medio Oriente, consistente nell'inoculare al soggetto sano una piccola quantità di pus di un malato di vaiolo. Un metodo di prevenzione di una certa efficacia - ma non esente da pericoli - che utilizzava quindi *pus umano,* diversamente da quello che sarà il metodo di vaccinazione di Jenner (poi universalmente accettato) che utilizza invece *pus di vacca* (donde il nome "vaccino") infetta.

Voltaire ha quasi trent'anni e il dottor Gervasi riesce a guarirlo senza che sul viso residuino cicatrici. Queste rimarranno però evidenti su tutto il resto del corpo. Verso Gervasi lo scrittore manterrà per qualche tempo profonda stima e riconoscenza anche se, secondo i precetti medici del tempo, egli l'ha curato praticandogli dei salassi e somministrandogli otto pozioni di emetico e "duecento pinte di limonata". Nel difficile periodo della convalescenza lo cura con un balsamo preparato secondo la ricetta del padre cappuccino Aignan, con lozioni di "acqua del Rabel" e con frizioni del balsamo del Varenger, di cui si perduta la ricetta.

Comunque col tempo moriranno di vaiolo alcuni suoi amici intimi e la fiducia di Voltaire in Gervasi e nei medici crollerà definitivamente.

E di questi disattenderà puntualmente le prescrizioni, continuando a seguire la sola ricetta in cui crede, la dieta "temperata".

Egli crede infatti che conducendo una vita frugale, specie nell'alimentazione, la salute sia assicurata ("Il regime vale più delle medicine", è il

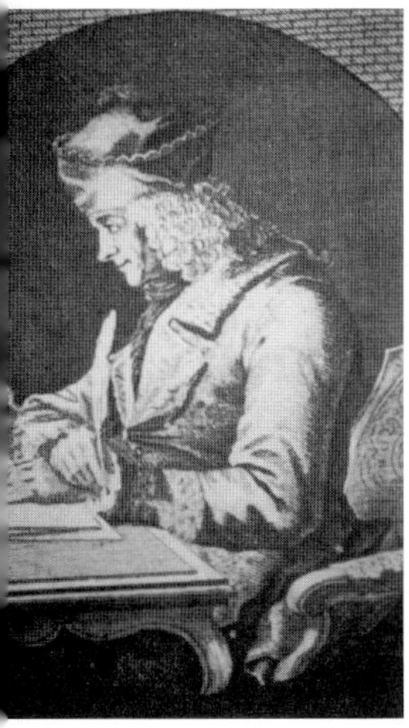

e al lavoro

suo motto). Completamente abrogati i piatti complicati, i condimenti pesanti, i funghi e le spezie, a pranzo consuma unicamente cioccolata o caffè dando tuttavia la prevalenza a quest'ultimo, tanto da farne un vero e proprio abuso, ritenendolo un eccitante cerebrale insostituibile. Solo negli ultimi quindici anni della sua vita ne farà un uso morigerato, due o tre tazze al giorno. Si racconta che l'attore Le Kain, invitato a pranzo, rimanesse piuttosto deluso per aver dovuto "mangiare" soltanto caffè e cioccolata.

Più abbondante è invece la cena: una minestra, un piatto di carne, un uovo con legumi (la preferenza è per le lenticchie).

Eppure lo scrittore lavora sodo, sino a diciotto-venti ore al giorno, concedendosi solo poche ore di sonno, durante le quali non di rado si alza per appuntare qualche idea sul taccuino. Lavora contemporaneamente a più opere, nella struggente ansia di volerne già finire una appena iniziata, partorendo nuove idee a getto continuo.

Se anche da giovane Voltaire ha un aspetto piacevole, ben presto diviene scarno e ossuto, la pelle rugosa e di colore "avorio antico". A 30 anni sembra già vecchio.

I primi disturbi digestivi (dispepsia, stitichezza, enterite, coliche) comincia ad accusarli a ventisei anni; tre anni dopo scrive che la sua salute è irrimediabilmente rovinata, che è tanto malato che "la penna gli cade di mano". Decide allora di ricorrere alle acque di Forges, che non fanno che aggravare le sue condizioni, e poi alla strana cura di un medico mediante l'estratto di cannella, con risultati altrettanto disastrosi.

Un'altra cura, questa volta prescritta dal dottor da Silva, è quella dei *vapeurs,* cioè delle fumigazioni o "suffumigi" con vapori balsamici, che potevano essere praticati sia con acque naturali (per lo più solfuree) sia con infusi di sostanze come il mentolo, il tiglio, l'eucaliptolo. Ma anche questa cura non sortisce alcun effetto positivo.

Visto che la medicina ufficiale non riesce a risolvere i suoi problemi, Voltaire torna a curarsi per proprio conto con i suoi regimi astrusi, ottenendo per un poco buoni risultati, tanto che in un'euforica lettera a Madame de Bernières deride tutti i medici che lei gli aveva consigliato, senza risparmiare il dottor Gervasi e tutti i professori della Facoltà di Medicina. Ma si tratta di un miglioramento provvisorio e le coliche riprendono.

Nel 1734 compare l'edizione francese delle *Lettres philosophiques,* ben presto invisa alle autorità e seguita da un ordine di carcerazione per lo scrittore. Voltaire si rifugia a Cirey, nel castello di madame du Châtelet, alla quale è già da un anno legato da affettuosa amicizia. Tornerà a Parigi l'anno seguente in seguito a revoca della condanna.

Proprio in quest'opera è presente una voce un po' strana per un dizionario filosofico: *Ventres paresseux* (Ventri pigri).

Dopo aver enunciato alcuni riferimenti storici (quale, ad esempio, l'aver S. Paolo definito i cretesi "ventri pigri"), Voltaire sostiene che la stitichezza influisce decisamente sul carattere. Ecco alcuni dei concetti espressi in merito:

"È verissimo che un uomo il quale non sia riuscito a defecare sarà, più d'un altro, soggetto alla collera; la sua bile non fluisce, è ricotta, e il sangue è adusto".

"Quando la mattina dovete domandare una grazia a un ministro informatevi accortamente se ha il ventre libero. Bisogna sempre cogliere il momento migliore per parlare".

"Nessuno ignora che il nostro carattere e il nostro umore dipendono assolutamente dal gabinetto. Il cardinale di Richelieu non era sanguinario se non perché aveva emorroidi interne che occupavano l'intestino retto e indurivano la materia. La regina Anna d'Austria lo chiamava sempre *culo marcio*".

Una passione (ma anche una necessità) sono per Voltaire i lassativi. Il celebre medico dottor Tronchin gli prescrive una marmellata a base di cassia che, insieme al rabarbaro, è una delle sostanze più in voga per questo scopo nel 1700.

La cassia *(Cassia fistula),* una pianta originaria dell'Egitto e (forse) dell'India, era nota ai Cinesi e fu spesso confusa con la cannella occidentale. La massima diffusione in Europa la conobbe dopo la scoperta dell'America, quando entrò nell'uso comune perché riconosciuta in grado di "purificare il

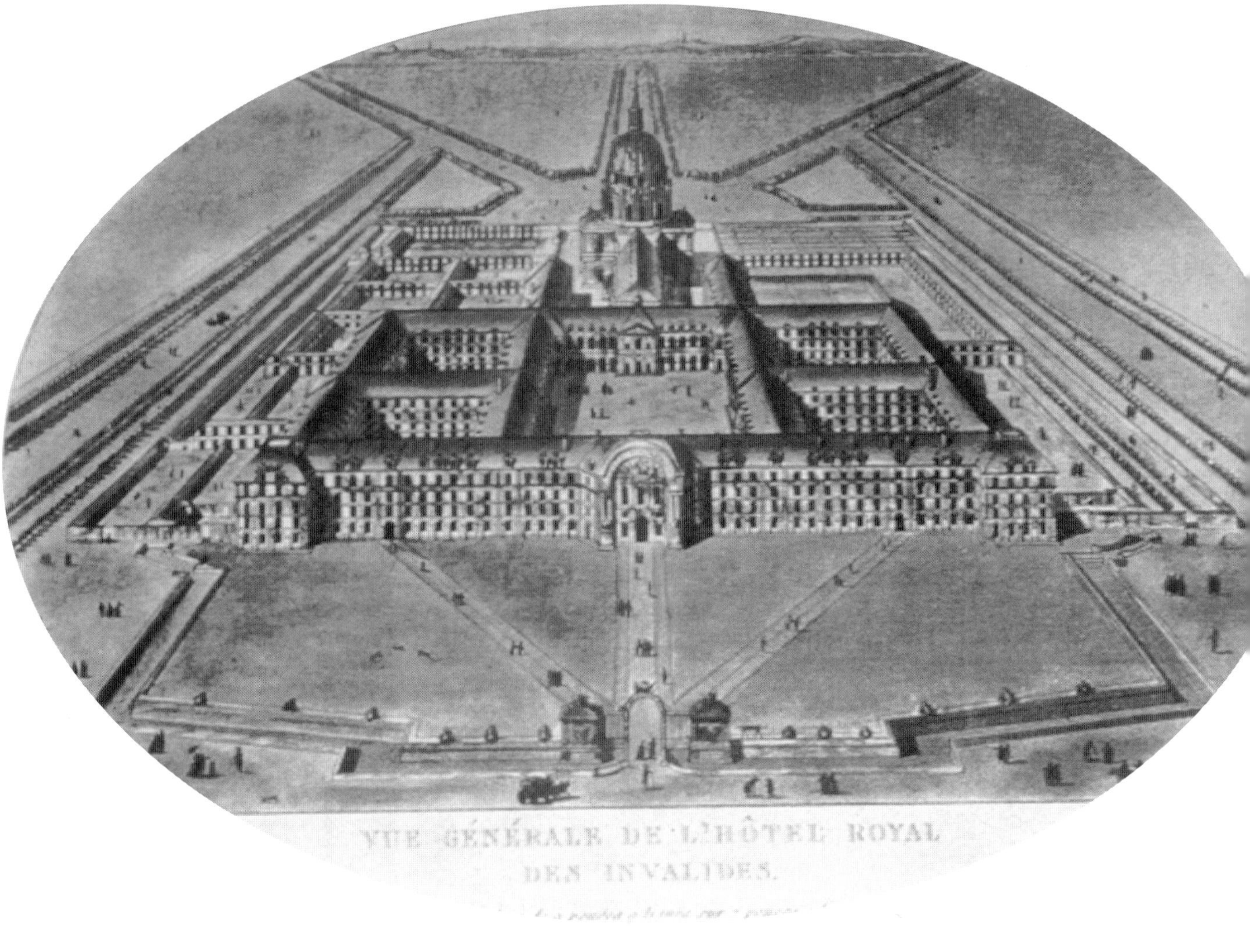

sangue e fare molte buone opere in ogni sorta di infermità". A scopo lassativo, del frutto della cassia si usava (sino alla II Guerra Mondiale) la polpa, molto ricca di zuccheri, di gomma, di tannino e di speciali sostanze dette antrachinoni.

Il rabarbaro invece, originario della Cina, è pervenuto in Occidente tramite mercanti arabi ma il suo uso cominciò però a diffondersi solo dopo il 1700, quando ne furono importati in Europa i semi e iniziate le coltivazioni. L'azione lassativa e purgativa viene ascritta in particolare alla presenza di acido crisofanico mentre al tannino viene invece addebitata la stipsi che talora consegue a sue dosi ripetute e massicce. Nella medicina popolare il rabarbaro era considerato ottimo non solo come lassativo, ma anche come rinfrescante e per attenuare i disturbi provocati dalle emorroidi. Se ne impiegava l'estratto in acqua bollente, oppure la sua radice sotto forma di infuso.

Viene però da chiedersi se i disturbi intestinali di Voltaire non fossero (almeno in parte) da imputare ai numerosi purganti dei quali fece sin da giovane uso ed abuso. Era per lui un'abitudine inveterata prendere cassia e rabarbaro ben otto volte al mese e sottoporsi nello stesso periodo di tempo a molti clisteri. Era del clistere talmente entusiasta da definire "un capolavoro" quello acquistato in Inghilterra. Durante il soggiorno a Berlino praticò tanti di quegli enteroclismi saponosi che l'alto costo stupì addirittura Federico II che s'era assunto l'onere di tutte le spese sostenute da Voltaire in Prussia.

Faceva anche abbondante uso della "polvere di Stahl", consigliatagli dal Re Stanislao, costituita da solfato di potassio, nitrato di potassio e solfuro rosso di mercurio. Se ne faceva spedire una quantità tale "con la quale si potrebbe purgare tutta la Francia ...".

Forse un affetto un po' troppo platonico, quello con madame Emilie du Châtelet. Tanto che Voltaire non si turba nemmeno quando la sorprende in dolce compagnia con il suo amico Saint Lambert. La scaltra signora tenta con mille moine di persuaderlo che si tratta di un grosso equivoco e che lui ha visto male. Ma, resasi conto che questi argomenti poco lo convincono, gli dichiara di amarlo tanto teneramente proprio perché l'"altro" riesce a soddisfarla con quei bisogni materiali che lui, Voltaire, non si sogna lontanamente di appagare. Perciò per non fargli troppo torto... ha scelto un altro che fosse suo amico.

Lo scrittore, senza troppo scomporsi, replica accomodante: "Se le cose stanno così, va bene. Però non fatelo sotto i miei occhi".

Il "triangolo" continuerà tranquillamente e senza recriminazioni per una quindicina di anni sino alla morte della marchesa, che Voltaire piange sinceramente.

Un comportamento altrettanto spartano come quello tenuto nei confronti dell'alimentazione, del resto, Voltaire, lo ha sempre osservato con le donne. Un suo amore giovanile, Suzanne de Livry, lo ha definito - come amatore - sempre "sotto la neve" per la sua freddezza, assomigliando i suoi ardori più a lezioni pedagogiche che a trasporti erotici. Ciò lo ha però aiutato a distri-

il complesso Les Invalides

carsi abilmente da quella rete che il padre della fanciulla gli ha teso; e sin verso i quarant'anni i suoi amori saranno sempre dei fuochi di paglia.

Nonostante ciò, Voltaire avrà come amante stabile la *grosse Denis,* figlia di una sorella, una vedovella non proprio carina, che egli aveva posseduto appena quattordicenne, e che gli rimarrà accanto - forse più per interesse che per amore - sino alla fine. Uno strano rapporto a dire il vero, che ha qualcosa di ambiguo, di imprecisabile, con una donna non sufficientemente dotata di fantasia, o di psicologia, e che gli crea spesso anche problemi finanziari. Ma a questa completa relazione con la nipote non si possono certo far risalire - come alcuni vorrebbero - tutti i molteplici disturbi che afflissero lo scrittore.

Per esempio, i disturbi agli occhi. Egli ne parla per la prima volta a 23 anni, quando prega la marchesa di Mineure di inviargli una speciale pomata per un orzaiolo. Più tardi sopravvengono attacchi di oftalmia, probabilmente una blefarite ciliare ribelle ad ogni cura, che diviene sempre più grave: a guarirla non basta la pomata a base di sublimato corrosivo che gli prescrive Tronchin. Gli "salva" la vista una strana "acqua di Losanna" prescrittagli da una levatrice di Ferney: Voltaire ne sarà d'ora in poi un acceso consumatore.

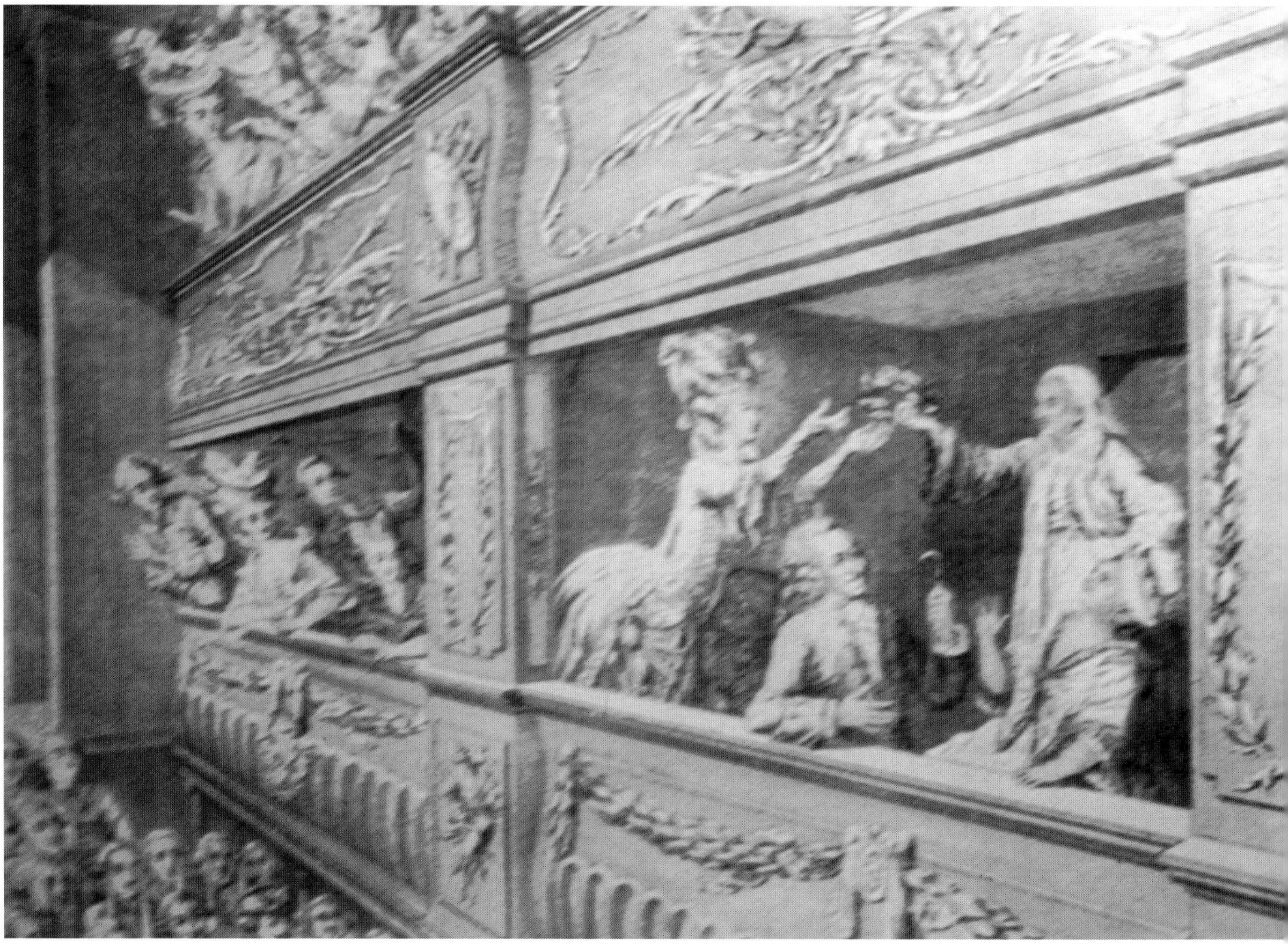

ntro con Napoleone

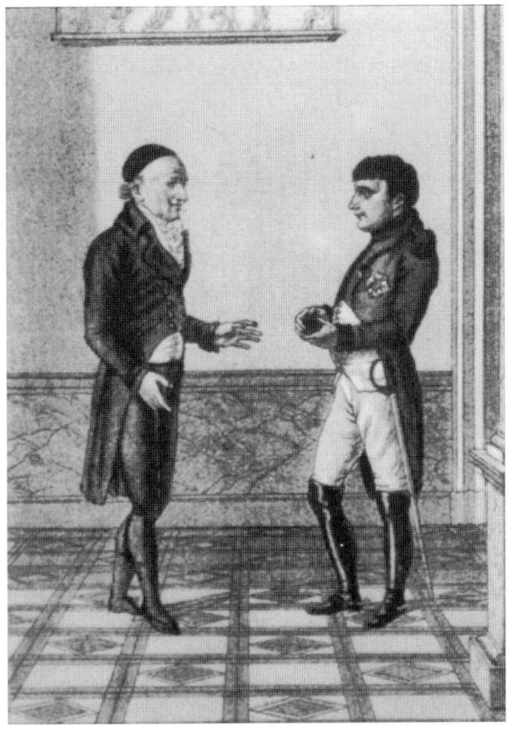

Nel 1749 gli cadono tutti i denti, e nel 1751 è colpito dallo scorbuto, una malattia che risulterà dovuta a carenza di vitamina C. Ma Codenus, il medico che Federico di Prussia gli ha imposto per curarsi, ha un bel prescrivergli le ricette: lo strano paziente non le segue, e getta via i farmaci, curandosi (egli crede) con una dieta di propria invenzione a base di latte di capra.

Alcuni medici hanno voluto vedere nella precoce caduta dei denti, nella pelle glabra, nell'iposessualità e nell'estrema magrezza quel complesso di sintomi che va oggi sotto il nome di "cachessia ipofisaria", detta morbo di Simmond o panipopituitarismo.

Ormai Voltaire ha più di sessant'anni. Grazie alle sue spericolate operazioni di borsa e agli arditi investimenti è padrone di un immenso patrimonio, ha raggiunto l'apogeo della fama, ed è l'uomo più noto e discusso d'Europa. Ma la nostalgia di Parigi l'attanaglia, e i turisti che si recano a visitarlo come in pellegrinaggio nel castello di Ferney che ha acquistato nel 1758 vicino a Ginevra (ma in territorio francese) acuiscono questo desiderio: che importa essere così famoso se non si può girare per le strade della propria città? È però in questo periodo che, nonostante la fragile costituzione e le continue malattie compirà opere come il *Candido,* il *Dizionario filosofico portatile, Il Trattato sulla tolleranza, L'uomo dai quaranta scudi, La legge di Missone, Questioni sull'Enciclopedia, La Bibbia finalmente spiegata, L'ingenuo.*

Finalmente le Autorità francesi chiudono ambedue gli occhi, e Luigi XVI decide di ignorarlo: il 10 gennaio 1778 il grande scrittore fa finalmente ritorno nella capitale, ormai ridotto ad una larva.

re circondato e ammirato dalle
ne

Ha però ancora un'impennata vigorosa, e riprende il giro delle vecchie amicizie; riceve l'omaggio della folla impazzita che, dopo il trionfo di

Irène, stacca i cavalli della carrozza come ad una primadonna, e può finalmente fare il tanto sospirato ingresso all'Accademia Francese. Senza dubbio ha lottato tutta la vita per essere il primo filosofo, il primo storico, con il solo miraggio di far trionfare la causa della libertà e dell'intelligenza.

"Schiacciamo l'infame" andava ripetendo. Cioè la superstizione, l'intolleranza, il fanatismo, la stupidità, il dogmatismo, tutto ciò che impedisce il progresso dell'Uomo e che muove dall'irrazionale.

Ma i disturbi alla vescica, dei quali già soffre da quando aveva 39 anni, si sono fatti più intensi; forse sono provocati da ipertrofia della prostata o da una nefrite (all'autopsia la vescica risulterà purulenta e ulcerata, la prostata ingrossata). In una lettera al dott. Cabanis che gli prescrive bagni caldi contro la ritenzione di urina termina con queste parole: "Io morirò alla fine di queste righe".

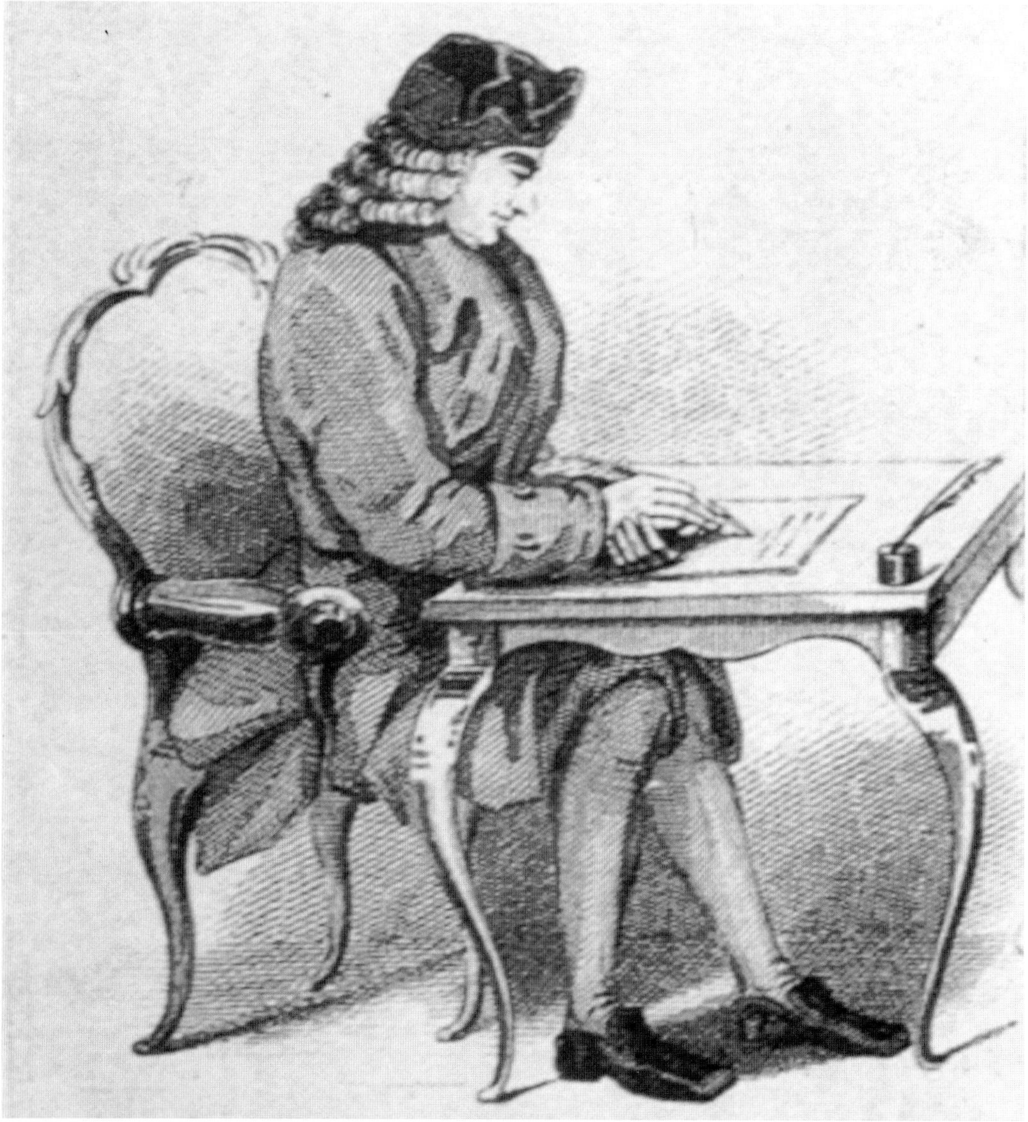

Contro i dolori prende tanto oppio da essere così annichilito che (si racconta) di notte talvolta beveva l'urina dal pitale credendola acqua.

Ma anche la tubercolosi fa la sua comparsa: dapprima un'emottisi (in occasione della quale gli praticano un salasso - sic! - di 300 grammi di sangue!) seguita dall'emissione di espettorato ematico per parecchi giorni. Poi una prima congestione cerebrale, senza esiti, seguita da una seconda che lo lascia completamente privo della parola. Non si riprenderà più.

Ma la cara nipotina Denis ha già da tempo tirato fuori le unghie. Sapendo che l'enorme fortuna dell'amante è destinata a lei, gli fa attorno il vuoto nel timore che qualcuno possa fargli modificare il testamento. Nemmeno i medici riescono più ad avvicinarsi all'illustre paziente. Questi sta per tirare le cuoia; temendo fortemente che, se verrà dichiarato "pubblico peccatore" non potrà essere sepolto in terra consacrata, fa giungere presso il suo capezzale l'abate Gauthier e gli detta:

> *Io sottoscritto dichiaro che, soffrendo da più di quattro giorni di vomito di sangue all'età di 84 anni e non essendomi potuto recare in Chiesa, mi sono confessato a lui a che se Dio dispone di me nella Santa Religione Cattolica nella quale sono nato, sperando nella Misericordia divina affinché mi riterrà degno di perdono di tutti i miei errori, e che se ho dato scandalo alla Chiesa ne domando perdono a Dio e a Lei.*

Il 15 maggio le condizioni si aggravano. Il paziente urla di dolore, tossisce, sputa sangue. Gli prescrivono del laudano, ma quelle dosi non gli bastano e lui manda più volte il cameriere ad acquistarne altre in farmacia.

Pur soffrendo molto continua a ricevere gente di teatro e membri dell'Accademia. Poi il 28 maggio, per mettersi la coscienza ancor più al sicuro, scrive: "Muoio adorando Dio, amando i miei amici, non odiando i miei nemici e detestando la superstizione".

Ma forse è un po' una sceneggiata. Difatti, quando l'abate Gauthier gli offre l'ostia consacrata, lui la rifiuta con questa scusa: "Fate attenzione, io sputo continuamente sangue: è meglio non mescolare con il mio quello del buon Dio!".

Voltaire esala l'ultimo respiro alle 22 del 30 maggio 1778, praticamente senza più cure, per un ulteriore rialzo dell'azotemia. Eseguono l'autopsia alla traballante luce di una candela, un chirurgo e un farmacista. Reperto: focolai di necrosi nel rene destro, atrofia della vescica, prostata "ingrandita e scirrosa".

Viene prelevato il cuore perché venga custodito alla Biblioteca Nazionale di Parigi ("Il suo cuore è qui, il suo spirito ovunque"); la salma viene tumulata nel Pantheon. Al farmacista che ha eseguito l'autopsia viene concesso tenere il cervello. Sosterrà, giurandoci su, "al contatto di quel cervello, la fiamma della candela si ravvivava, tanto era il fosforo contenuto" …

Richard Wagner

LE CORONARIE DEL MAESTRO

"Io appaio un esemplare di specie umana destinato a vivere e a lavorare lungamente. Molto sensibile ed eccitabile, facile ad essere febbricitante e in sudore, non mi ammalo però sul serio, e de' miei disturbi guarisco per lo più così rapidamente che la cosa finisce in risate". Così scrive Richard Wagner nel 1867. In certo senso è un buon profeta, dal momento che sarebbe vissuto sino a 70 anni, età piuttosto rispettabile per quel tempo.

In realtà aveva sempre avuto una vita piuttosto agitata.

A Lipsia (v'era nato il 22 maggio 1813) aveva mostrato sin da ragazzo una profonda passione ed una spiccata tendenza per la musica, suscitatagli

: il quartiere del Brühl, centro
ımemorazione di Wagner

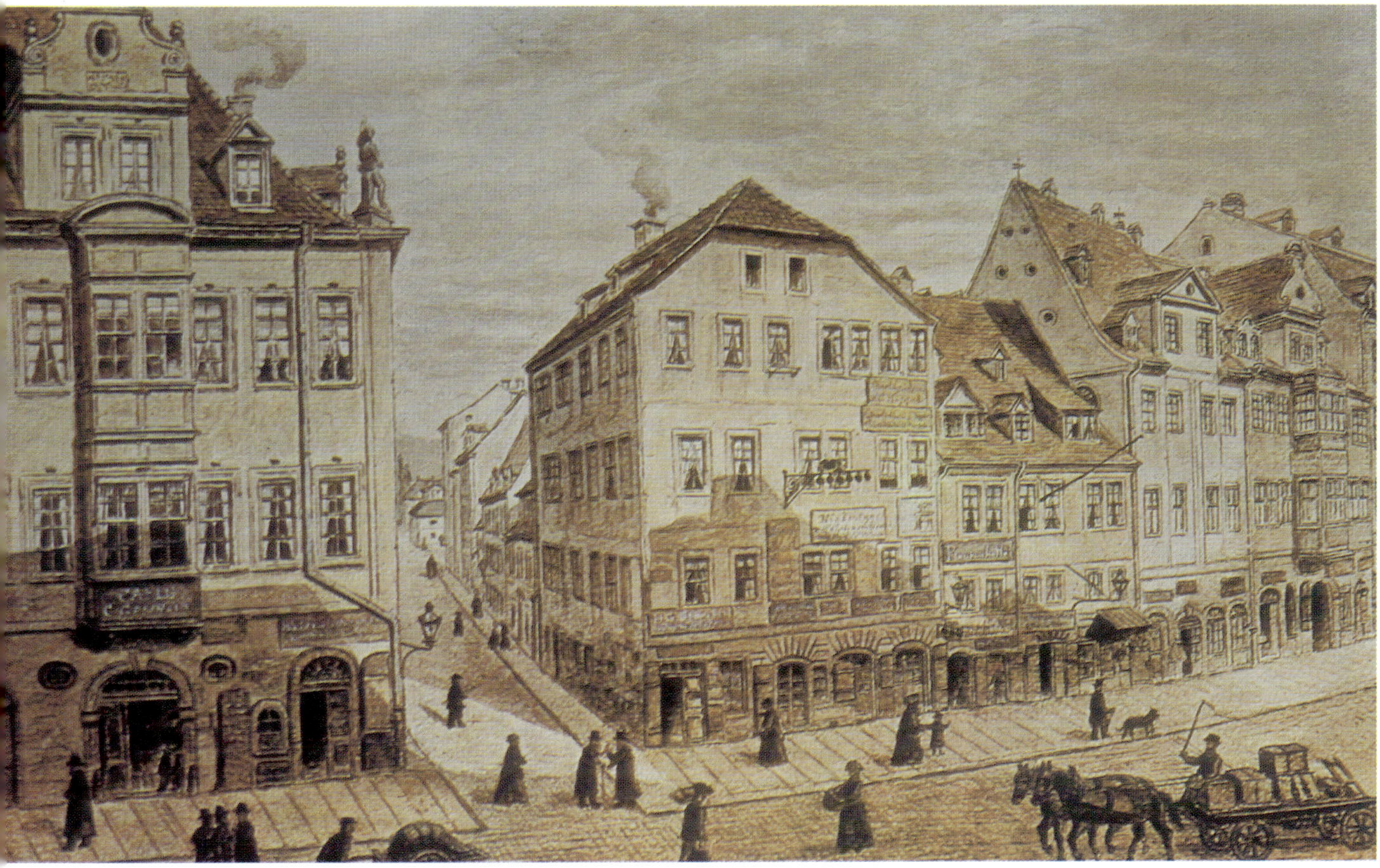

dall'ascolto del *Freischütz* (Il franco cacciatore) di Weber e dalle composizioni di Beethoven, morto da pochi mesi. Ma già allora manifestava un carattere insofferente e teso verso una ricerca febbrile e quasi ossessiva nello studio della musica: una volta per quasi due mesi lavorò instancabilmente giorno e notte ad una riduzione per pianoforte della *Nona* di Beethoven!

Furono, quelli della sua gioventù, anche gli anni dei bagordi, del gioco d'azzardo, delle impennate rivoluzionarie, delle belle donnine. Era stato molto precoce e sensibile alle loro grazie: adolescente, quando v'era per casa qualche giovane donna fingeva di cadere dal sonno per farsi sostenere sin nella stanza da letto "perché m'ero accorto con sorpresa e commozione del delizioso turbamento in cui mi gettava il contatto dei loro corpi".

Ma a soli vent'anni dovette cominciare a cambiar strada quando ricevette la prima nomina: direttore del coro al Teatro di Würzburg. L'anno seguente era già direttore d'orchestra a Magdeburgo, dove avrebbe conosciuto la futura moglie Minna (è il diminutivo di Wilhelmine) Planer, particolarmente apprezzata come attrice nelle parti di innamorata.

Il musicista si fidanzò con Minna, ma già godeva dell'appassionato amore di Mathilde Wesendonk, la giovane moglie di un ricco mercante e madre di quattro figli, una donna decisamente generosa che aveva già ottenuto dal marito, per il promettente ma squattrinato musicista, un appannaggio annuo di 800 franchi e una casina che, guardacaso, stava proprio vicino alla sua magnifica villa, su di una collina in prossimità di Zurigo.

Se Mathilde sposata nel 36', ispirò profondamente la sua musica, Minna (almeno stando ad alcuni biografi) non seppe fare altrettanto: avrebbe voluto che il marito scrivesse non secondo la propria ispirazione ma ciò che il pubblico desiderava, che lavorasse con ordine, che provasse umiliazione nell'accettar denaro da qualsiasi parte. Ma certamente non mancò di esercitare su di lui un fascino profondo, spinto sino ad un'esaltazione fatta di amore e gelosia, quale nessun'altra donna seppe infondergli. Né d'altra parte fu per se stessa una moglie modello: fuggì tre volte con un uomo (e per tre volte fu "perdonata").

Da parte sua Richard rispose pan per focaccia: quando Minna morì, lui era già l'amante di Cosima, la venticinquenne figlia di Listz.

Prima del matrimonio con Minna, la ruota della fortuna cominciò a girare al contrario. Presto Wagner fu sul lastrico, ma non perse mai le speranze: "Credo in Dio, in Mozart e in Beethoven".

Il suo ottimismo sembrò ben risposto: nel '37 il Maestro venne chiamato a dirigere l'Orchestra sinfonica di Riga. Le cose apparvero improvvisamente prendere una buona piega; e tutto sembrò volgere al meglio. Ma la crescente e aspra opposizione che egli suscitava (e incontrava) nell'ambiente teatrale e l'asfissiante assillo dei creditori lo costrinsero due anni dopo a imbarcarsi in tutta fretta e clandestinamente per Londra a bordo del piccolo veliero *Teti.*

Fu un viaggio lungo e drammatico, durante il quale Wagner rischiò il naufragio. Ma fu anche l'occasione in cui - ispirato da quel terribile evento -

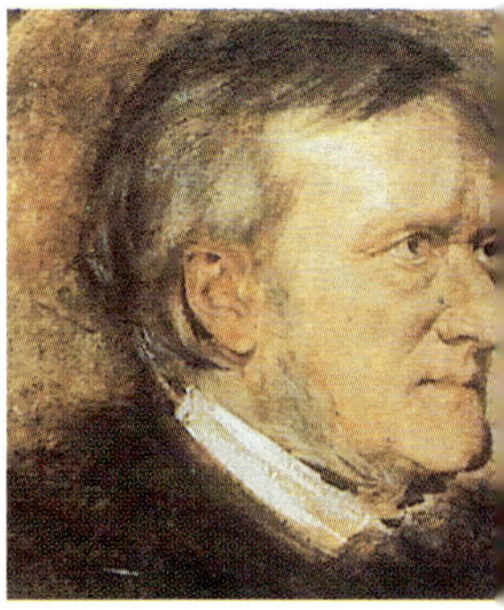

Il musicista in un dipinto di F. v Lenach

concepì l'idea di comporre *Il vascello fantasma* (L'olandese volante!) e discrivere lui stesso il libretto: "Esso apparve dinanzi a me; la mia stessa situazione gli prestò la forza morale; e le tempeste, i flutti del mare, le rocce scandinave e la vita a bordo, gli diedero la sua sinfonia e il suo colore".

Fu al ritorno a Dresda, nel '42, che Wagner fece il suo primo incontro con il grande patrimonio della cultura germanica, I Nibelunghi, al quale avrebbe attinto per decenni.

Due anni dopo terminò di comporre il *Tannhäuser,* al culmine di un periodo di "sovraeccitazione lacerante e di ribollimento febbrile", uno stato di eretismo nel quale il dottor Vailant intravvide la causa dei dolori gastrici e intestinali dei quali soffriva il compositore.

Ma ciò che più di ogni altra cosa lo molestava erano i rumori, verso i quali avrebbe avuto del resto sempre una particolare intolleranza. La scena in cui Sigfrido, all'inizio dell'opera omonima, inveisce contro il nano-fabbro Mine, gli sarebbe stata "suggerita" da un fabbro che, picchiando nella sua bottega di Zurigo, metteva continuamente a dura prova i suoi nervi e i suoi timpani quando il musicista si trovava in quella città.

Ma non era soltanto l'officina del fabbro a distrarre e ad innervosire il compositore. Dopo l'assai tiepida accoglienza riservata dal pubblico alla prima del *Tannhäuser,* egli cadde in una profonda depressione, nella quale i disturbi digestivi e il generale senso di malessere si accentuarono. E comparvero i primi attacchi anginosi.

La vera svolta nella sua carriera si sarebbe avuta con la tetralogia dei Nibelunghi *(L'oro del Reno, La valchiria, Sigfrido, Il crepuscolo degli Dei),* il cui completamento richiese circa una ventina di anni, pur interrotti da visite, da viaggi e dal nuovo amore per la giovanissima e sposatissima Mathilde Wesendonk.

Dalla "mitologia" nella quale aveva appena cominciato ad immergersi, Wagner virò bruscamente verso un progetto che accarezzava da tempo: l'opera *Tristan und Isolde.* Egli stesso spiegò che "nel Tristano si sviluppa più chiaramente e ampiamente una tematica sommariamente espressa da Sigfrido: la morte per disperazione d'amore".

Sarà però la moglie Minna a riportare tutti con i piedi per terra: e dopo una violenta scenata provocò la partenza dei Wesendonk e ... la propria separazione dal marito.

Ma dietro l'angolo c'è un'altra donna: Cosima, la venticinquenne figlia del grande Listz e moglie del direttore d'orchestra von Bülow Richard, la sposerà nell'agosto 1870 dopo esserne stato a lungo l'amante e aver avuto da lei tre figli, Isolde, Eva e Siegfried.

Nemmeno nei periodi più fecondi della sua produzione Wagner fu un uomo tranquillo: e non solo a causa delle difficoltà economiche sempre in agguato, ma anche della sua salute.

Aveva bisogno di tanto sole, e lo trovò, temporaneamente, in Italia: Verona, Venezia, Roma, Napoli, Sorrento. E in Italia, oltre al sole, trovò anche alcuni momenti molto preziosi di ispirazione. A La Spezia, percependo in uno dei

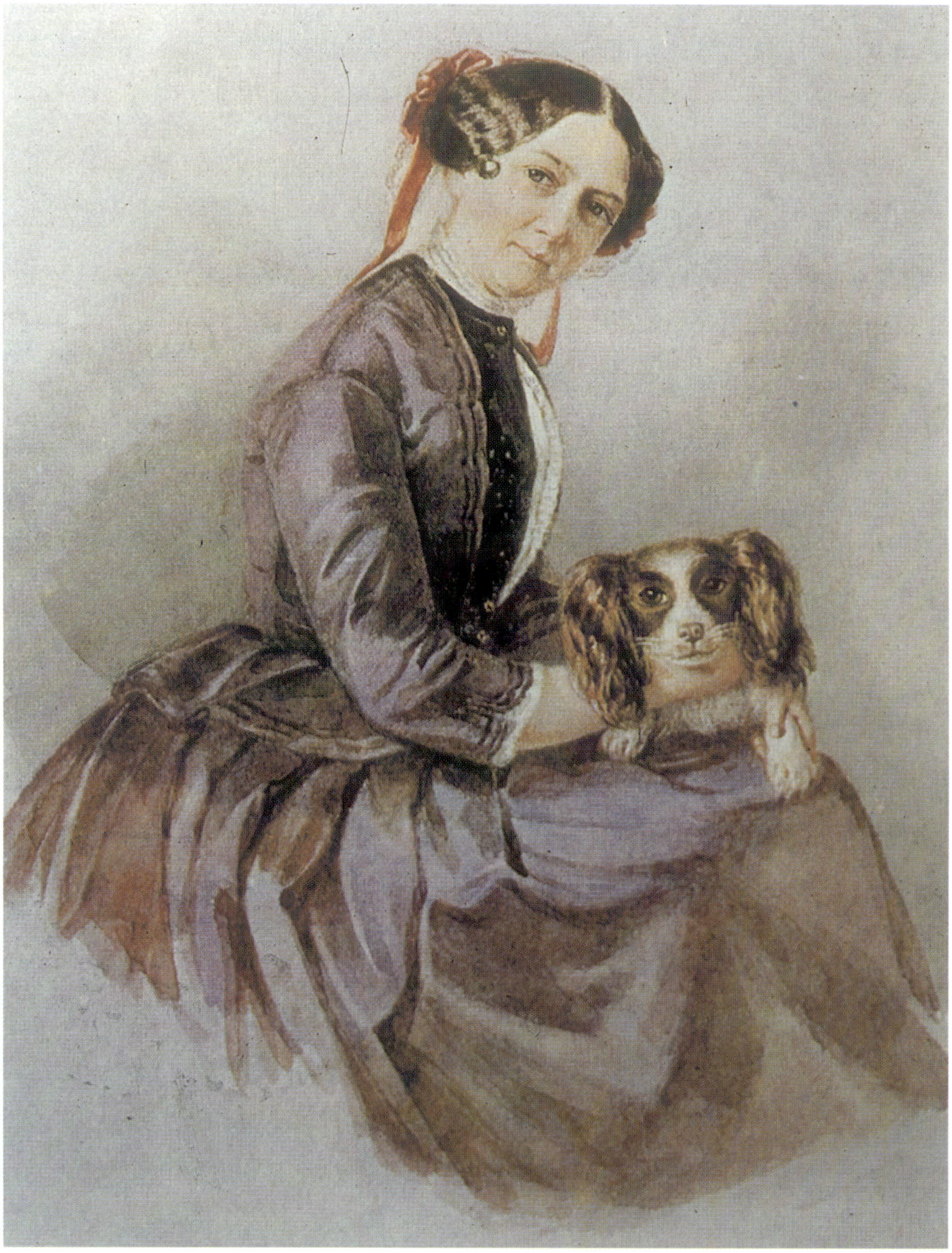

Minni Wagner in un acquerello

suoi non rari stati di *trance* un rumore di acque profonde, ebbe la rivelazione del motivo che domina l'*Oro del Reno,* e a Ravello, vedendo il giardino di Villa Ruffolo, esclamò di aver scoperto il giardino incantato di Klingsor.

Ma a Palermo, mentre lavorava al *Parsifal,* gli accessi anginosi che già erano comparsi da tempo divennero sempre più frequenti.

Un episodio particolarmente grave si verificò quando il musicista si recò al Castello dei Windsor invitato dalla Regina Vittoria. E nel 1880, mentre si trovava a Napoli, gli attacchi cominciarono a preoccuparlo seriamente: il

1873: Wagner con la moglie Co
e il figlio Siegfried

suo medico, il dottor Schrön, luminare della facoltà medica napoletana gli consigliò (ma cos'altro poteva fare?) di prendere dei "bagni di mare". Ma dal secondo bagno Richard uscì con una penosa eruzione cutanea.

Nell'estate 1882, mentre il *Parsifal* trionfava a Bayreuth, il bassista E. Scaria entrando in un salottino dietro le quinte vide il Maestro diventare immediatamente paonazzo e accasciarsi su di un canapè agitando i pugni "come se stesse lottando contro la morte", e poi cadere in terra privo di sensi.

Wagner si riprese. Si guardò intorno sorridendo: "Anche questa volta l'ho scampata bella!" E pregò l'amico di non farne cenno alla moglie (ma Cosima sapeva già tutto).

A tormentare il musicista oltre alle crisi anginose erano anche i continui mal di testa e l'ormai incontrollabile intolleranza verso i rumori.

Negli anni immediatamente precedenti, l'avevano inoltre afflitto una foruncolosi alle gambe, un'insistente eresepela, un tifo, e alcuni strani episodi che egli stesso definì "di sonnambulismo", una specie di *trance* durante il giorno, nel quale l'amico Weissheimer lo sorprese in una delle sue frequenti visite mentre stava componendo *I maestri cantori di Norimberga.*

Dopo un soggiorno a Bayreuth, nell'80 Wagner tornò di nuovo in Italia: otto mesi in una villa a Posillipo, poi Siena, Venezia, Palermo e ancora Venezia. Ora abitava in palazzi lussuosi e viveva nella ricchezza: e pensava a quando sin poco dopo i trent'anni aveva fatto la fame (a Parigi, vivendo di magre illusioni, aveva accettato per una somma relativamente modesta di ridurre per pianoforte a due e a quattro mani la *Favorita* di Donizetti, che stava trionfando in quei giorni). E nel 1864 aveva dichiarato: "Sono alla fine … meglio sparire dal mondo!".

Dopo la "separazione" dal Re Ludwig II di Baviera le cose non erano andate poi tanto male, ma dovette tremendamente penare per la costruzione del "suo" teatro di Bayreuth: aperta una sottoscrizione nazionale in tutte le librerie tedesche, non erano stati raccolti che sei talleri, una cinquantina di mila lire di oggi. E il cancelliere Bismark, cui Wagner s'era rivolto per lettera, non l'aveva nemmeno degnato di una risposta …

Ah, si è detto di Ludwig. Forse vi fu proprio un grande amore, tra i due.

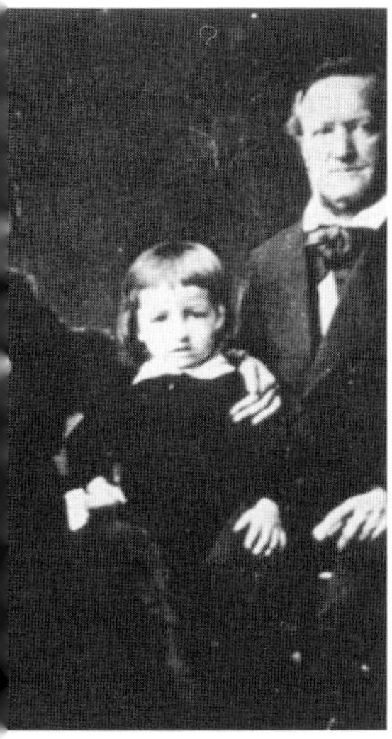

Ludwig amò Wagner per la sua musica "come non aveva amato nessuna donna". Non aveva 19 anni, ed era re da appena due mesi, quando mandò a chiamare a sé il musicista offrendogli una casa a Monaco e la sua "anima fantastica".

Gli scriverà: "Le mando, caro amico, il mio ritratto: possa pensare, guardandolo, che colui che glielo manda le ha votato un amore eterno, che l'ama con fuoco, così fortemente come un uomo non può amare!". Un amore evidentemente corrisposto se scriverà più tardi: "O Tristano! O Sigfrido! Gente miserabile e cieca che non può avere l'idea di ciò che è il nostro amore", e "Vivere per te, per te solo, sino alla morte, tutto tuo".

Di rimbalzo Richard:

"Sei il più fedele di tutti i fedeli … Nella storia della mia vita tu risplendi sempre limpido e bello, caldo e puro …".

Poco prima di morire, Ludwig sarà costretto ad annotare:

"Sono dieci anni che ho visto e conosciuto Richard. Non più baci, non più turbamenti, niente più parole, niente più lettere ...".

E le ostilità che si addensavano a corte contro il Re "strano" finirono per costringere i due ad interrompere la relazione un anno dopo (1865).

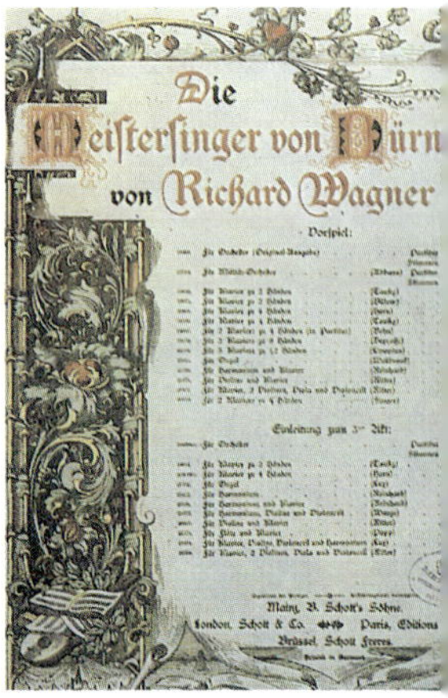

Frontespizio de *I Maestri canto... Norimberga*

18 settembre 1882: mentre è in piazza San Marco ad ascoltare l'orchestra che suona il *Lohengrin,* Wagner ha un ennesimo attacco di angina ("gli manca l'aria e sente una forte oppressione al petto") che lo fa riparare nel caffè Lavena sotto le Procuratie vecchie. Qualche giorno dopo, per fare una sorpresa a Cosima, il cui compleanno cade alla vigilia di Natale, pensa all'esecuzione di una sua sinfonia giovanile (del 1832), ma mentre fa le prove con l'orchestra del Liceo musicale, ha un'ennesima crisi e perde i sensi.

Ormai la scena è consueta: i veneziani vedono il Maestro rientrare precipitosamente a palazzo Vendramin (ne occupa diciotto stanze) con il solito gesto delle mani strette sul petto: poco può fare il suo nuovo medico, il Dr. Keppler, che gli consiglia massaggi e "sondaggi".

Dr. Vailant, Dr. Schrön, Dr. Keppler: ma in questa storia di medici uno rimarrà sempre nell'ombra: è un medico anch'egli di origine tedesca nonostante il nome, Antonio Pusinelli, forse il più grande amico di Wagner. Lo ha seguito sin dal 1840, aiutandolo anche con rimesse di denaro nei giorni più grigi della povertà: Pusinelli era stato uno dei pochi a riconoscere dietro quel musicista squattrinato un genio della musica. Ed a Pusinelli Wagner aveva affidato la prima moglie Minna quando s'era ammalata.

Ma se in Italia Wagner ebbe medici tedeschi, quando s'era ammalato di tifo nel 1861 a Parigi mentre lavorava al *Thannäuser* chi lo curò fu un medico italiano, il Dr. Gasperini, che aveva anche lui compreso subito il suo genio.

Il 13 febbraio 1883 il musicista avverte che è l'ultimo giorno della sua vita:

"Oggi bisogna che stia molto attento ...".

Non fa a tempo a pronunciare queste parole che il dolore gli attanaglia il petto. Cosima entra nella stanza, gli propone le compresse calde che di solito gli danno sollievo, ma il Maestro le rifiuta. Si alza dal tavolo, si trascina sin verso il canapè, e si abbandona sulla spalla di Cosima. L'orologio gli cade sul tappeto (*"Meine Uhr!",* dice preoccupato per l'orologio: sono le sue ultime parole).

La notizia fa il giro del mondo:

"Piangete! Piangete: Wagner è morto": così Giuseppe Verdi partecipa la notizia all'editore Ricordi.

La cassa viene fatta venire da Vienna, e giungerà tre giorni dopo. Nel frattempo il ritrattista Benvenuto Augusta prende l'impronta della maschera, e viene fatta l'autopsia: emorragia, degenerazione grassa del cuore, dilatazione dello stomaco, ernia inguinale. Il medico comunale di Venezia, Dr. Gallina, redige l'atto di morte, mentre Keppler provvede ad imbalsamare il cadavere.

La gondola funebre trasporta il corpo del grande musicista verso la stazione; la vedova e i figli l'accompagneranno in treno a Monaco: qui, mentre il feretro attraversa mesto la città tra centinaia di bandiere abbrunate, risuona la Marcia funebre del *Crepuscolo degli Dei.*

Lo piange anche Re Ludwig II, per il quale è però in attesa un tragico destino: riconosciuto affetto da "paranoia" verrà deposto e isolato in un castello. Uno dei medici, il Dottor von Gudden, che ha decretato la diagnosi e che lo segue, viene dall'ex Re improvvisamente percosso e affogato nelle basse acque del lago Starnberg, in cui annegherà lo stesso Ludwig. È il 13 giugno 1886, tre anni dopo la morte del musicista amato.

Che Guevara

IL MEDICO DELLA GUERRIGLIA

Lo scheletro, trai sei ritrovati, è catalogato "N. 2". I pochi tessuti residui mostrano evidenti tracce di formalina, le mani non esistono, le arcate sopracciliari appaiono marcate, i denti sani.

Tutto sembra quadrare. Trent'anni prima, i rapporti ufficiali avevano riferito che il corpo del "Che" era stato trattato con formalina perché non si decomponesse troppo rapidamente. E le mani erano state mozzate per essere inviate a Buenos Aires come "prova" dell'avvenuta esecuzione.

Un ritrovamento, quello dell'estate 1997, che ha riportato per l'ennesima volta alla ribalta quell'ultima tragica sparatoria alla *quebrada del Churo*, nelle foreste della Bolivia, e che finalmente non sembra più lasciare dubbi sulla vera identità del corpo di Ernesto Guevara.

Eppure...

Ha dichiarato in un primo momento alla stampa un antropologo: "Non uno, ma *tutti* i corpi ritrovati sono senza mani. Quindi non possiamo essere sicuri che si tratti proprio di lui...".

Un ultimo tentativo di *dépistage*?

Non sono pochi ad avere interesse a che il Che rimanga un mito, e che preferirebbero che il suo corpo non venisse mai ritrovato, temendo che possa divenire oggetto di culto. (Già si parla di costruire un Mausoleo).

Ancora più sospette suonano in questa occasione le parole di Gary Prado, un generale americano oggi in pensione ma che trent'anni fa era il massimo responsabile della formazione dei *rangers* che catturarono Guevara: "Il Che venne bruciato, e le sue ceneri gettate al vento nella giungla. *Io c'ero*".

Ma perché?, ci si chiede.

QUANDO L'ASMA FA DA PADRONA

Ernesto Guevara de la Serna era nato il 14 giugno 1928 a Rosario, in Argentina, da un piccolo impresario che una decina di anni prima aveva combattuto in Spagna insieme alla moglie nelle file dei Repubblicani. La gioia di avere avuto un figlio scemò improvvisamente due anni dopo, quando il piccolo mostrò i primi gravi segni di una malattia che non l'avrebbe lasciato per tutta la sua breve vita: l'asma bronchiale.

A quel tempo dell'asma già si sapevano tante cose, ma si era ancora molto lontani dalle attuali conoscenze; e soprattutto la terapia era piuttosto in-

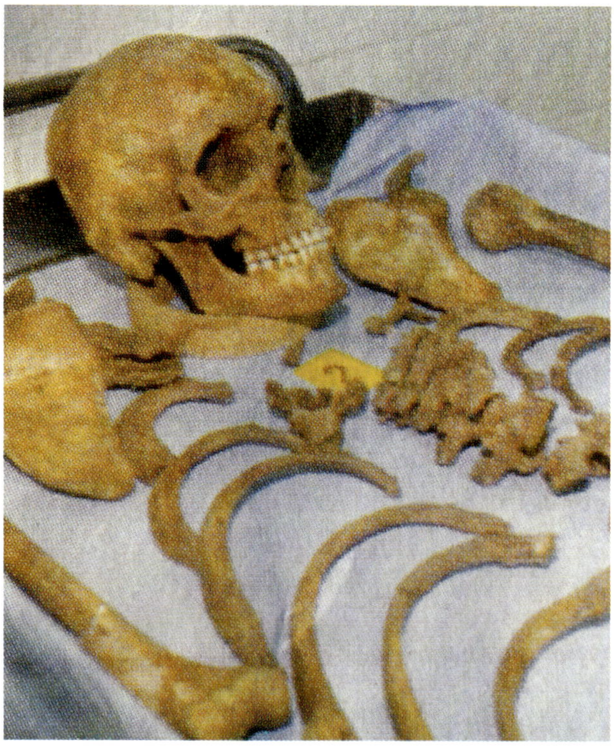

Le ossa reperite in Bolivia

certa. L'asma impediva al piccolo Ernesto di giocare in strada con gli altri ragazzini, di correre liberamente per i campi, di praticare i suoi sport preferiti come il rugby ed il nuoto.

Grossi problemi anche per la scuola, causa le frequenti assenze in coincidenza con le riacutizzazioni del male specie in certi periodi dell'anno.

I medici dissero che la malattia era difficilmente trattabile, e consigliarono alla famiglia Guevara di trasferirsi a Cordoba, in una zona collinare e asciutta.

Racconterà il padre: "L'asma lo costringeva spesso a starsene buono, e lui ne approfittava per leggere e rileggere...".

Ma la voglia di studiare era poca. Ernesto preferiva i viaggi e le escursioni, dapprima in bicicletta, poi col motorino e più tardi in motocicletta. Finché ad una certa età si rese conto che non poteva più pesare sui genitori dopo le traversie economiche che li avevano portati al fallimento, e che doveva prepararsi seriamente per la vita.

Si iscrisse dapprima a Ingegneria presso l'Università di Buenos Aires; poi ci ripensò e passò a Medicina, forse anche dietro la spinta dell'asma con la quale doveva convivere (alla visita militare era stato scartato), e alla diagnosi di cancro del seno fatta a sua madre (anche lei asmatica). Si manteneva agli studi cercando di guadagnare qualcosa facendo il guardiano notturno e l'aspirante cronista.

Ma, anche complice l'asma che soprattutto in certi periodi non gli dava tregua, gli studi di medicina procederanno con un certo disordine almeno sino al secondo anno, quando riuscì ad ottenere un posto di infermiere su di una nave mercantile argentina.

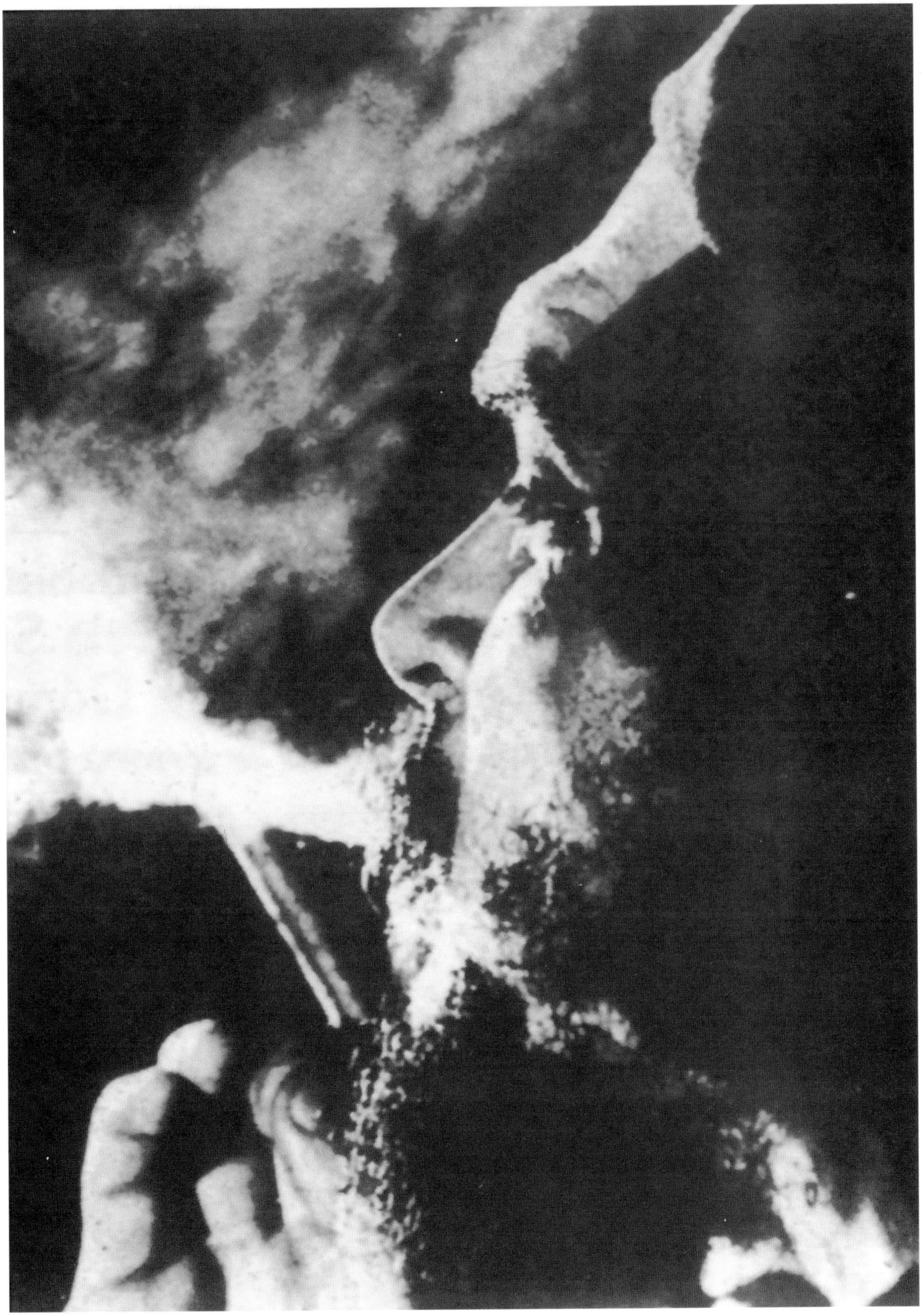

I frequenti viaggi per mare ritarderanno ulteriormente gli studi: Ernesto accumulerà ben dodici esami che tuttavia, con un colpo di buona volontà, ce la farà a smaltire in soli sei mesi.

Così, nell'agosto del '52 prende finalmente la laurea in medicina dopo aver brillantemente discusso una tesi sulle allergie. Un argomento che lo riguardava molto da vicino...

QUASI UN MISSIONARIO

Verrebbe a questo punto da pensare che, come tanti altri laureati in medicina che hanno poi preso altre strade, anche il Dottor Guevara invece dello stetoscopio abbia subito imbracciato il fucile e si sia messo a fare il rivoluzionario.

Il Dottor Guevara diviene invece un medico coscienzioso, che continua a interessarsi di allergia (la sua asma non gliela fa certo dimenticare...), ma anche di malattie infettive.

Per mettere in pratica ciò che va imparando, e coniugando nello stesso tempo la vecchia passione per i viaggi, comincia a peregrinare per i villaggi più sperduti dell'Argentina insieme ad Alberto Granados, laureato in biologia. I due si spacciano per medici esperti di lebbra per poter frequentare i lazzaretti e prendersi cura dei lebbrosi (oltre che per guadagnarsi qualche pasto gratuito).

> *L'intenzione di studiare la lebbra* - scrive al padre - *si è insinuata in me con notevole intensità... L'affetto che riceviamo dai malati dipende dal fatto che siamo con loro senza fare gli schizzonosi e diamo loro la mano come persone qualsiasi... A te sembrerà una bravata inutile, ma è incalcolabile il beneficio psichico che per questi malati, trattati come bestie selvagge, ha il fatto che la gente li tratti come esseri normali.*

I due amici viaggiano dapprima con la vecchia motocicletta ("la Poderosa II"), poi con mezzi di fortuna raggiungendo l'Amazzonia peruviana e poi la Colombia, soffermandosi in ciascuno dei tanti lebbrosari che incontrano sul cammino. Di lì continueranno per il Venezuela e gli Stati Uniti.

Nei poveri villaggi nei quali sostano prestano la propria opera ai malati e ai poveri. Ed è proprio dal contatto con quei derelitti, dalla presa di coscienza delle deprecabili condizioni nelle quali essi (e tutti gli altri) vivono, che si stabiliscono i presupposti della futura concezione politica e sociale del Che.

Scriverà questi nel suo diario:

> *Essi non avevano nemmeno una misera coperta con cui scaldarsi. Così abbiamo dato loro una delle nostre... Fu quella una delle volte in cui mi sono sentito un po' affratellato con questa per me strana specie umana...*

E nel frequentare i malati nascono anche i primi progetti per una medicina non più soltanto individuale, ma sociale e rigorosamente egualitaria ed efficiente.

Tant'è che poco dopo (siamo nel '53), Ernesto ritorna in Guatemala per riprendere la sua opera di sostegno. Ma questa volta non più come uno studentello giramondo, ma come medico seriamente interessato ai problemi sociali del Paese. Per di più qui in Guatemala è in corso l'esperienza riformista di Jacobo Arbenz, che da un paio d'anni sta portando avanti un programma di riforme democratiche contro i grandi possidenti terrieri e varie multinazionali straniere, tra le quali la potente Fruit United Company, impegnata nel commercio delle banane (donde, per il Guatemala, l'attribuzione di "Repubblica delle Banane".

Tuttavia, per quanto ammaliato dal nuovo clima progressista, nei primi tempi della sua permanenza in Guatemala, Ernesto è costretto a starsene da parte, spesso confinato in un letto, assillato com'è dagli accessi di asma che talvolta gli danno l'impressione di soffocare. Deve sempre avere a portata di mano l'inalatore per spruzzarsi nella gola medicamenti a base di adrenalina o di efedrina.

Le crisi di asma non gli impediscono però di sposare Hilda Gadea, una bella peruviana attivista del Partido Guatemalteco del Trabajo, che lo metterà in contatto con gli intellettuali comunisti e con il gruppo degli esuli cubani che hanno partecipato all'assalto della Caserma Moncada a Cuba nel tentativo di rovesciare il governo di Batista. Ma come medico non può darsi molto da fare, poiché la sua laurea argentina non è riconosciuta in Guatemala.

LA GRANDE AVVENTURA

Saranno le potenti *lobbies* a indurre la Conferenza dei Paesi americani tenutasi a Caracas nel 1954 a denunciare Arbenz come "comunista", e ad imporre l'immediata abolizione dell'esperimento riformista.

Avrà inizio la guerriglia, ma per evitare ritorsioni gravi, Guevara si rifugia in Messico, dove si arrabatta a vivere facendo il fotografo ambulante e lavorando sugli animali nel laboratorio del dipartimento di cardiologia.

Ma ormai la sua fede politica si è maturata e consolidata. Conosce passo per passo *Il Capitale* di Carlo Marx, che chiama ironicamente San Carlos, quasi ad ostentare la confidenza con lui. E dà finalmente inizio alla sua battaglia di comunista, anche se si mostrerà sempre fortemente polemico nei confronti dei partiti comunisti latino-americani, criticandone aspramente le strategie e i metodi di lotta.

È proprio qui in Messico che ha luogo la grande svolta della sua vita: l'incontro con Fidel Castro e il sogno della rivoluzione cubana.

La lettura dei saggi politici ha ormai completamente sostituito quella dei testi scientifici. Il Dottor Guevara è diventato a tempo pieno l'istruttore politico dei nuovi rivoluzionari: al posto della borsa con i medicinali v'è ora la cartucciera.

Pochi anni dopo si inizia la fase conclusiva della lotta per la liberazione di Cuba; che culminerà con l'ingresso dei *barbudos* castristi all'Havana il 2 gennaio 1959. Ernesto ha prestato ancora la propria opera di medico a bordo della nave *Granma* che trasportava a Cuba gli 82 uomini pronti ad iniziare una rivoluzione che nessuno credeva possibile. Durante i nove mesi di guerriglia cade spesso preda degli attacchi di asma, che difficilmente riesce a dominare data l'indisponibilità di farmaci.

Due settimane dopo lo sbarco a Cuba sono sopravvissuti soltanto in dodici. Tra le montagne della Sierra Maestra il Che utilizza il suo vaporizzatore - ormai desolatamente vuoto - per aspirare dalle pozzanghere acqua piovana da bere. Egli stesso viene ferito da due pallottole, una che gli perfora la cartilagine dell'orecchio sinistro, l'altra una costola. Qualche tempo dopo si ferisce accidentalmente con la sua stessa pistola con un colpo partito dalla fondina non ben chiusa, che gli perfora una guancia passando a pochi centimetri dal cervello.

Nella foresta il Che è costretto a dormire in terra perché le amache sono fatte di lino, cui egli è allergico.

Dopo la presa del potere da parte di Castro, Ernesto Guevara raggiunge in breve tempo la stessa fama del *lider maximo*. Proprio a Cuba viene soprannominato "el Che", dalla sua abitudine tutta argentina di intercalare il

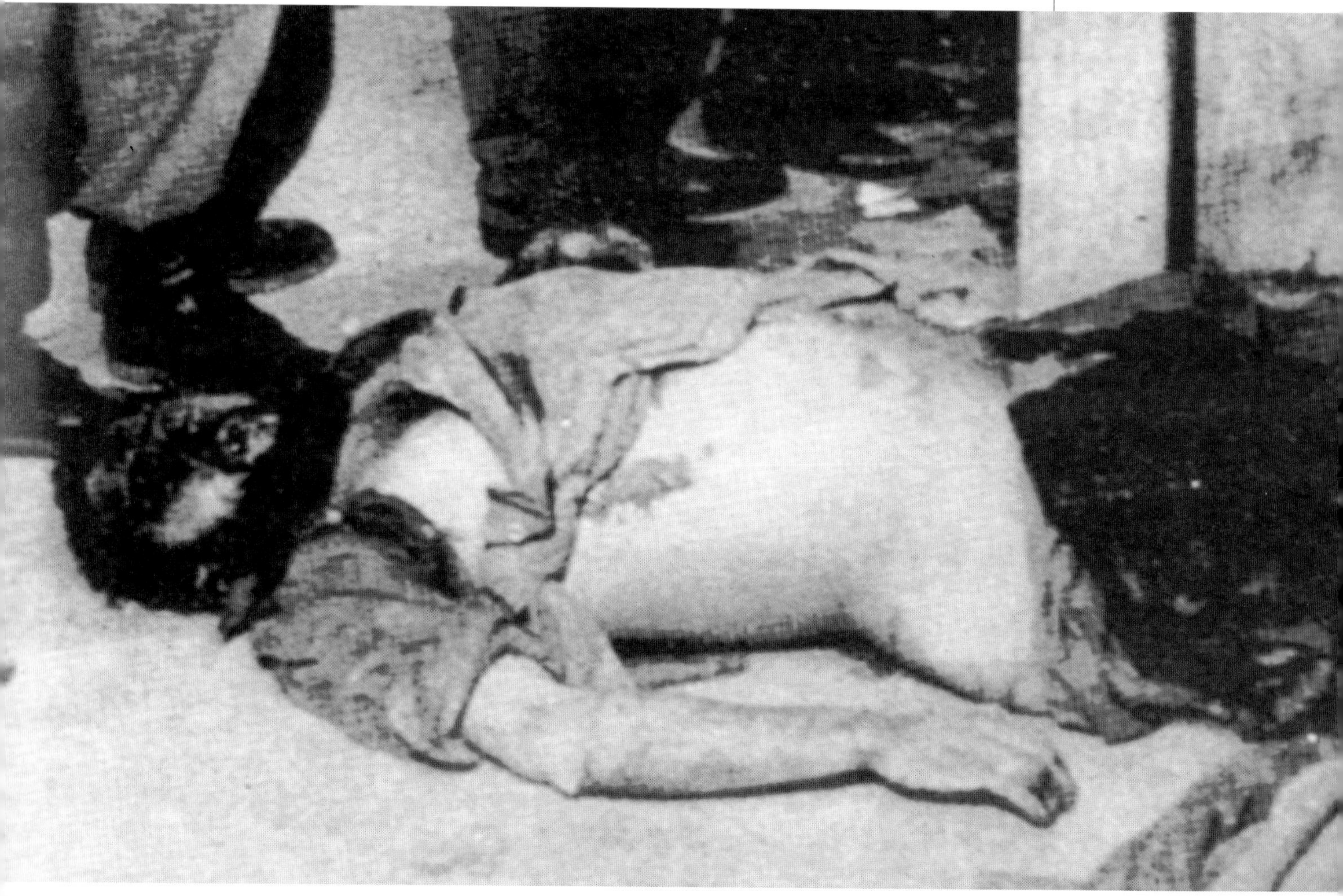

discorso con ripetuti "Che" (liberamente traducibile in "amico"). E sempre nell'isola incontra e sposa la seconda moglie, Aleida March, che aveva combattuto al suo fianco.

CONTRASTI IN FAMIGLIA

Il Che diverrà Ministro dell'industria, e poi "ambasciatore" itinerante della nuova Repubblica cubana; verrà accolto con tutti gli onori al Cremlino e in numerosi Stati di tutto il mondo. In Cina, durante una visita a Mao Tse Tung, ha un violentissimo attacco di asma, il più violento della sua vita. Mao consulta un gruppo di agopuntori, i quali gli assicurano che sanno loro cosa fare. Ma ci faranno una pessima figura, perché l'agopuntura non avrà successo.

Ma Guevara è divenuto sempre più critico sulla politica, sulle strategie, sugli apparati e sui metodi del socialismo reale; né perdona che con l'arrivo degli "esperti" sovietici a Cuba sia sbarcato anche l'ottuso sistema burocratico che paralizza in ogni settore l'economia dell'URSS.

Il dissidio con Castro diviene sempre più profondo. E nell'aprile del '65 il Che "scompare" dalla scena politica cubana.

In realtà sta compiendo un ampio giro di ricognizione nei Paesi africani per verificare se in qualche parte esistono le condizioni ideali più che non per "esportare" la rivoluzione e aprire un nuovo fronte per alleggerire la pressione americana sul Vietnam e su Cuba, per creare una Scuola politico-militare di tutto rispetto per una "lotta di liberazione" realmente incisiva ed efficace.

Deluso di quel che ha visto, se ne va in Bolivia (è il 1967), dove dovrebbero nascere, secondo i suoi piani, la retroguardia ed il centro propulsore della rivoluzione latino-americana. Parte con un gruppo di guerriglieri: 17 volontari cubani tra i quali due viceministri; ad essi si aggiungono 24 boliviani, 2 argentini, 3 peruviani, la tedesca Tania Bunker e in seguito lo scrittore francese Regis Debray. Combatteranno contro i governativi. Il Che è capo assoluto della guerriglia. La polizia ora sa a chi dare la caccia...

Le sconfitte diverranno sempre più frequenti delle vittorie e i guerriglieri cadranno a decine uno ad uno. Ora il Che si guarda attorno smarrito: ancora una volta sta rimanendo solo, i compagni se ne stanno andando uno dopo l'altro; sta rimanendo solo proprio come quando gli amici della giovinezza lo abbandonavano perché non sopportavano quegli spaventosi suoi accessi di tosse...

E adesso l'asma preme più di allora, perché nella giungla non vi sono medicinali o inalatori. I sigari fanno il resto: ormai da tanto il medico Guevara sembra aver dimenticato quei meccanismi di scatenamento dell'accesso asmatico che tanto ben conosceva al momento della tesi di laurea in medicina. Sembra non curarsene più: anche l'iconografia ufficiale lo raffigura - proprio come Castro - con un eterno sigarone in bocca. Il Che l'aspira fino all'ultima boccata: "Li consumava - testimoniano gli amici - sino a bruciarsi le dita per non sprecare niente di ciò che il lavoro umano aveva prodotto". Non certo una manosanta per i suoi bronchi.

un guerriero...

Poi l'ultimo atto. Il 9 ottobre, in una boscaglia vicino a La Higuera, il Che, con un pugno di altri guerriglieri, viene circondato dai militari boliviani del generale Barrientos, bene armati e decisi a chiudere definitivamente la partita. I militari appartengono alla squadra *d'élite* dei *rangers* formatasi alla famigerata *Escuela de las Americas*, la "fabbrica" avviata dalla CIA americana nel 1948 per preparare militarmente elementi atti a contrastare i movimenti "ribelli" del Centro e Sud America, che sfornò, in 38 anni, 45.000 ufficiali latino-americani e caraibici perfettamente addestrati.

Il fuoco si fa sempre più serrato. Cadono altri compagni... Questa volta sono davvero rimasti in pochi: il Che, Chang Navarro, Willy Cuba, Alberto Fernandez e Aniceto Reynaga...

Il Che tarda a ritirarsi per cercare di trasportare i feriti. Poi una pallottola gli spezza l'arma tra le dita prima di ferirlo al braccio destro. Egli prova a reggersi con una mano a un albero, sparando con l'altra. Ma viene colpito alle gambe e crolla a terra. I *rangers* gli si fanno addosso...

"Non sparate!... - fa, guardando negli occhi un soldato -. Sono più importante da vivo che da morto".

Il generale Gary Prado, immediatamente avvisato della cattura, si precipita sul posto. Si accerta dell'identità del Che, ispeziona lo zaino. Poi comunica trionfante per radio la grande notizia al Quartier generale: "Il Che è stato catturato!".

Medicato alla meglio, insieme ai compagni feriti e agli altri prigionieri il Che inizia una mesta marcia di un paio di chilometri nella boscaglia, guardato a vista dai militari; alcuni muli portano sul dorso i corpi dei caduti. A La Higuera viene adagiato sul pavimento della scuola. È certo che se la caverà: in Bolivia, lo sa, non esiste la pena di morte.

Ma nelle frenetiche discussioni che si tengono nella notte tra La Higuera e La Paz sulla sorte del Che prevale una tesi: vivo, il Che rappresenta un potenziale pericolo, un modello che molti vorranno imitare e sostenere, sia oggi che domani. E ci sarà sempre chi cercherà di liberarlo. Non lo si può quindi sottoporre a processo, come alcuni vorrebbero, come simbolo della vittoria contro l'aggressione straniera.

Nella notte lo si interroga cercando invano di carpirgli qualche notizia. Poi, a mezzogiorno, arriva perentorio l'ordine: uccidere Guevara. Il più presto possibile.

Arriva il tenente Mario Teràn: guarda il Che ancora disteso sul pavimento della scuola, poi impassibile gli spara a bruciapelo sei pallottole in pieno petto. Una gli perfora direttamente il cuore. È il 9 ottobre.

Il corpo del Che viene immediatamente caricato su di un elicottero e trasportato a Vallegrande sede di una base militare dove viene lavato e poi disteso su di un tavolo nella lavanderia dell'Ospedale di Nostra Signora di Malta. La foto verrà in pochi minuti battuta da tutte le agenzie.

Poi il che e gli altri compagni vengono "sepolti" in una località imprecisata", dopo che le sue mani sono state mozzate: saranno inviate a Buenos Aires "per un controllo supplementare della sua identità".

NASCE UN MITO

La foto del Che Guevara disteso esanime su quel lettino di marmo fa immediatamente il giro del mondo. Ad indicare che è proprio lui, un militare mostra il suo volto sollevandogli il capo per i capelli.

Quello stesso giorno il Che diviene per milioni di giovani in tutto il mondo e al di là dell'ideologia, l'emblema della contestazione e della rivolta. Il volto del Che dominerà su magliette e bandiere come una sfida "al sistema". I giovani, si sa, hanno sempre e ovunque avuto bisogno di un *quid* che simboleggi le loro aspirazioni. E il Che ha combattuto in nome di una "giustizia", anche se alla luce dei fatti questa ha mostrato di non essere interamente realizzabile. Ma - è questo l'importante - egli ha combattuto.

Sono stati forse gli adulti a guastare questa simbologia, a politicizzarla per forza, a svuotarla del suo significato più profondo e più schietto, coadiu-

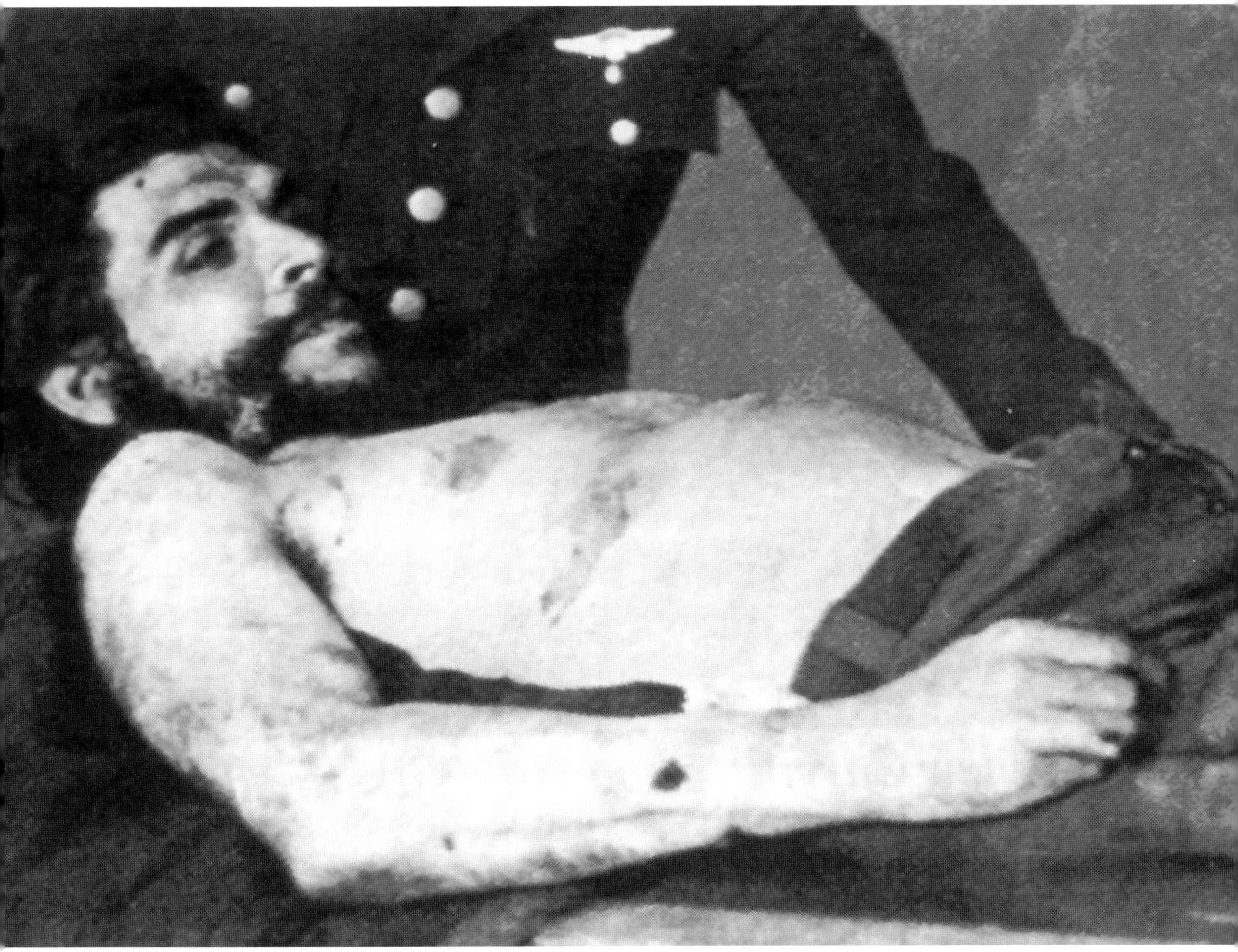

vati da psicologi pervasi dalla voglia di appiccicare a tutti i costi un'etichetta "clinica" anche alla straordinaria vicenda di Guevara, chi chiamandola "mitomania", chi "narcisismo", chi ha intravveduto una "mania di grandezza" addirittura nelle parole dell'Ernesto Guevara studente di medicina: "Voglio diventare un celebre ricercatore per aiutare l'umanità". C'è chi per dimostrare tutto questo ha fatto retrospettivamente contorte analisi psicologiche e caratteriologiche, chi ha sostenuto che il Guevara asmatico ha forse inconsciamente voluto imitare altri grandi asmatici come Giuseppe Garibaldi o il Feroce Saladino!... E c'è chi lo ha definito un combattente spietato, "un duro", dimenticando che il Che era noto per il rispetto che mostrava nei riguardi dei prigionieri e dei nemici feriti, che spesso liberava dopo aver loro spiegato le motivazioni politiche della sua lotta.

Non saremo certamente noi ad addentrarci in una (inutile) diatriba del genere. Forse il più limpido, sereno e centrato "quadro" del celebre guerrigliero argentino l'ha dato A. Moscato nel suo libro *Che Guevara* pubblicato di recente: "È stato l'uomo più completo della sua epoca. Egli appariva simile ad un uomo del Rinascimento: medico e combattente, rivoluzionario e banchiere, economista e diplomatico, teorico profondo e originale e al tempo stesso tribuno capace di far fremere le folle con un'oratoria semplice e diretta".

Né dimenticò mai di essere un medico. Appena preso prigioniero, prima di iniziare la triste marcia nella foresta insistette a che un soldato bloccasse l'emorragia di un commilitone gravemente ferito a una gamba, indicandogli il modo con cui applicargli il laccio al di sopra della ferita...

ULTIMO ATTO

L'ultimo atto della storia del ritrovamento in Bolivia dei resti di quest'ultimo gruppo di guerriglieri ha inizio quando nel novembre 1995 il generale boliviano a riposo Mario Vargas Salinas, che ha ammesso di aver partecipato all'esecuzione del Che, e assistito alla sua sepoltura e degli altri suoi cinque compagni, indicò come luogo dell'inumazione un'area vicino all'aeroporto del villaggio di Vallegrande, 2.070 metri di altitudine sulle Ande boliviane, 750 km a sud-est di La Paz.

In località Canada de Arroyo (Canneto del ruscello) nel 1966, a 5 km dal paese, una spedizione argentina, guidata dal dottor Alejandro Inchaurregui trovò una fossa comune contenente i resti di tre guerriglieri, uno dei quali venne identificato per il boliviano Jaime Arana, detto "El Chapaco".

Poi nel giugno 1997 fu inviata sul luogo una missione cubana. A Vallegrande furono scaricate sofisticatissime apparecchiature che nessuno aveva mai visto da quelle parti: georadar, dispositivi per la risonanza magnetica, computer di alta qualità. Intorno ad essi si affannavano senza sosta sette ricercatori: Jorge Gonzales, medico e capo del gruppo, la storica Martias del Carmen Ariet, l'antropologo Hector Soto, l'archeologo Roberto Rodriguez, i geofisici Joesé Luis Cuevas, Carlos Sacasas e Noel Perez, ciascuno impegnato nel proprio campo. Scopo comune: ritrovare il corpo di Che Guevara.

L'équipe cubana ha cominciato con l'interrogare un centinaio di abitanti della zona, e alcuni soldati che avevano fatto parte del battaglione di Vallegrande nel '67.

Dopo i dovuti rilevamenti su circa 10.000 m^2 di terreno, i dati relativi alle possibili aree nelle quali avrebbero potuto trovarsi le sepolture sono stati elaborati, analizzati e selezionati al computer. È stato infine possibile delimitare un'area di 250 m^2.

I lavori hanno dato subito buoni frutti. Dopo appena un mese, in una fossa sono stati ritrovati i resti di un corpo. Poi, a breve distanza la ruspa ha sollevato assieme alla terra rossa qualcosa che assomigliava ad un osso umano: era la porzione di un cranio, poi un omero, quindi quel che restava di un braccio... alcuni denti. Piano piano sono affiorate le ossa di altri corpi. Tra queste, assicurano gli esperti, vi sono quelle del Che Guevara. Per esempio, il suo è il solo cranio che non sia perforato da una pallottola, come gli altri. E i suoi denti, messi a confronto con i dati disponibili, collimano perfettamente. Sono ancora presenti sullo scheletro brandelli di quel giubbotto di cuoio nero che egli indossava nell'ultimo combattimento.

E il 10 giugno 1997 il *team* inviato in Bolivia dal governo cubano ha decretato che i dati ottenuti sul "N. 2" e quelli del Che "sono perfettamente identici".

Fidel Castro avrebbe accolto con una lacrima la telefonata di Gonzales: "Li abbiamo trovati proprio dove pensavamo che fossero". Una grande notizia per il *lider maximo*; ma, soprattutto, si rafforzava il mito dell'eroe.

Lo stesso giorno, su di un muro di La Paz una mano ignota scriveva con lo spray nero: "Finalmente è morto il Che". Con il ritrovamento del suo corpo, voleva certamente intendere, il Che cessava di essere un eroe del mito per riassumere finalmente la sua vera dimensione umana.

Indice

Peter Iljic CIAIKOWSKY	Più della musica poté il colera	pag. 7
Cristoforo COLOMBO	I mal di mare	15
Charles DE GAULLE	Tutti i mali del presidente	23
Enrico VIII	Quando il re è scorbutico	29
Giovanna D'ARCO	I messaggeri celesti	43
Franz LISZT	L'abate dalle dita d'oro	55
Claude MONET	Il blu dipinto di blu	63
Friedrich NIETZSCHE	La spirocheta del superuomo	73
Elvis PRESLEY	Elvis "the Pelvis": farmaci e rock	83
Marcel PROUST	Il tempo non è perduto	93
Pierre-Auguste RENOIR	Dipingere la gioia	103
Gioacchino ROSSINI	Mali in "crescendo"	113
STENDHAL	L'uomo della "Sindrome"	121
VOLTAIRE	Tanto fosforo nel cervello	129
Richard WAGNER	Le coronarie del maestro	139
Che GUEVARA	Il medico della guerriglia	147

Finito di stampare nel mese di Gennaio 1998
c/o "Arti Grafiche Editoriali"
Via P. R. Pirotta, 20-22 - 00171 Roma - Tel. 06/2596689